Herausgegeben von der Stiftung Gesundheit

Dr. med. Ulrike Stebner

Das Winter-Wohlfühl-Buch

DER RATGEBER VERLAG
SERIE GESUNDHEIT

1

Der Winter ist die Zeit der Nässe, Kälte und Dunkelheit. Jahr für Jahr setzt diese Mischung vielen Menschen zu. Die Stimmung sinkt auf den Tiefpunkt, man ist lustlos, niedergeschlagen und außerdem ständig müde. Und auch die laufende Nase, der kratzende Hals und der lästige Husten sind nicht gerade ein Anlaß für gute Laune.

Das Buch zeigt, woher das winterliche Stimmungstief kommt und gibt vor allem zahlreiche Tips, wie man es umschiffen kann. Auch bei Erkältungskrankheiten läßt sich durch die richtige Vorbeugung viel Unangenehmes vermeiden. Und wenn Schnupfen & Co. doch einmal zugeschlagen haben, muß nicht immer gleich die „Chemie-Keule" zum Einsatz kommen: Oft genügen schon sanfte Methoden, um die Beschwerden wirksam zu lindern. Wann sie wirken und wie sie eingesetzt werden, erklärt dieses Buch - einfach, praktisch und nützlich.

Die Autorin Frau Dr. Ulrike Stebner ist praktische Ärztin mit Zusatzausbildung in den Bereichen Homöopathie und Naturheilverfahren. In ihrem Winter-Wohlfühl-Buch zeigt sie, wie man gutgelaunt und gesund durch den Winter kommt. Außerdem lädt sie mit zahlreichen Verwöhn-Ideen für trübe Tage dazu ein, die schönen Seiten des Winters zu entdecken und von ganzem Herzen zu genießen.

Die Stiftung Gesundheit gibt dieses Buch heraus.
Die Gutachter der Stiftung wachen unter anderem darüber,

- daß es verständlich, transparent und alltagstauglich ist,
- daß alle wesentlichen Therapieformen samt ihrer Probleme, Grenzen und Risiken umrissen werden,
- daß nicht einzelne Behandlungsformen unkritisch hervorgehoben werden.

Herausgegeben von der Stiftung Gesundheit

Dr. med. Ulrike Stebner

Das Winter-Wohlfühl-Buch

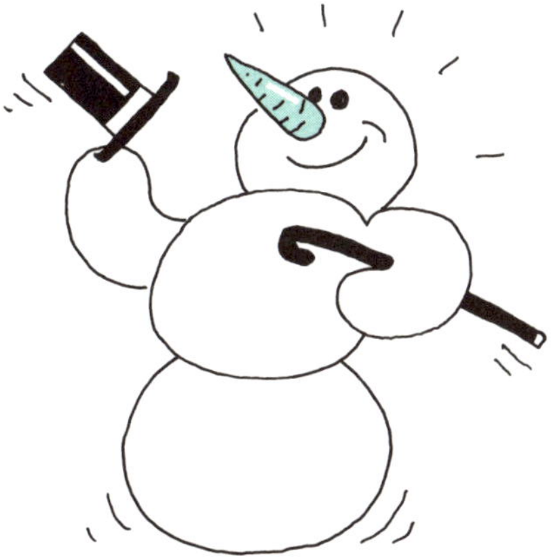

DER RATGEBER VERLAG
SERIE GESUNDHEIT

3

Sämtliche Informationen in diesem Buch werden nach bestem Wissen und nach dem aktuellen Stand der Wissenschaft gegeben. Autor, Herausgeber und Verlag übernehmen, auch mit Blick auf Druckfehler, keine Gewähr. Nur ein Arzt oder eine Ärztin kann im individuellen Fall über eine Therapie entscheiden. Zusätzlich sollte man sich vor jeder Medikation anhand des Beipackzettels über das Präparat informieren.

Die Deutsche Bibliothek – CIP-Einheitsaufnahme

Das Winter-Wohlfühl-Buch /
Ulrike Stebner.
Hrsg. von der Stiftung Gesundheit
Hamburg : Ratgeber-Verl., 1998
(Serie Gesundheit)

ISBN: 3-931688-09-7

Redaktion: Iris Bettina Maschler
Umschlaggestaltung und Grafik:
Cornelia Schmitz, Atelier Alsterdamm Hamburg
Cartoons: Henning Brehm
Druck: Grindeldruck Hamburg
Printed in Germany

Der Winter kann so schön sein. Schade nur, daß er sich in unseren Breiten nicht immer von seiner besten Seite zeigt. Denn wenn es draußen unangenehm naßkalt und verregnet ist oder wenn statt des glitzernden Schnees wieder einmal schmutzig-brauner Matsch die Straßen bedeckt, dann fällt es oft schwer, sich an dieser Jahreszeit zu erfreuen. Zudem schlägt das dunkle, trübe Wetter auch auf die Stimmung: Lustlosigkeit macht sich breit, es fehlt an Antrieb und Motivation, und außerdem ist man ständig müde, obwohl man eigentlich mehr schläft als sonst. Schnupfen, Husten & Co. tun ein übriges, um uns den Winter so richtig zu verleiden.

Sie haben aber keine Lust, den ganzen Winter lang trübsinnig daheim zu hocken und auf den Frühling zu warten, sondern möchten sich trotz der Kälte und Nässe wohlfühlen? Den Schlüssel dazu halten Sie mit dem Winter-Wohlfühl-Buch in der Hand. Denn ganz gleich, ob nun die ständige Dunkelheit oder das miserable Wetter schuld an der schlechten Stimmung sind - hier finden Sie Tips und Anregungen, die wieder Licht und Laune in den Alltag bringen. Auch für lästige Erkältungen halten die folgenden Seiten sanfte, wirkungsvolle Haus- und Heilmittel bereit, damit Sie nicht nur gutgelaunt, sondern auch gesund durch den Winter kommen.

Übrigens ist das Ganze oft auch nur eine Sache der richtigen Perspektive: Während so manche Erwachsene über das „Sauwetter“ stöhnen, gibt es für die meisten Kinder nichts Schöneres, als sich draußen in Sturm und Regen zu vergnügen. Manchmal genügt es schon, einfach das Beste aus einer Situation zu machen: Wäre das Prasseln des strömenden Regens am Fenster nicht das ideale Ambiente für ein stimmungsvolles Candlelight-Dinner? Diese und viele andere Verwöhn-Ideen aus dem Winter-Wohlfühl-Buch machen es leicht, die vielen schönen Seiten des Winters zu entdecken und von ganzem Herzen zu genießen.

Helles Licht gegen trübe Stimmung

Trübes Wetter = trübe Stimmung?

Im Winter sinkt oft nicht nur die Temperatur, sondern auch die Stimmung auf den Gefrierpunkt. Wenn es draußen naß, kalt und ungemütlich ist und die Wolkendecke am grau verhangenen Himmel bis auf den Asphalt zu reichen scheint, wird auch die eigene Stimmung immer trüber. Man ist lustlos, niedergeschlagen und außerdem ständig müde - und das, obwohl man eigentlich mehr schläft als sonst.

Die Wintermelancholie erwischt jeden fünften bis zehnten Menschen in Deutschland. Dabei reicht die Spannweite von leichter Gemütsverstimmung und Gereiztheit bis hin zur handfesten Depression. Die häufigsten Anzeichen sind:

- Sie fühlen sich antriebslos und niedergeschlagen.
- Sie sind ständig müde, obwohl Sie mehr schlafen als sonst.
- Sie entwickeln einen Heißhunger auf Süßigkeiten und kohlenhydratreiche Nahrung, nehmen eventuell auch an Gewicht zu.
- Die Symptome treten stets im Herbst und Winter auf.

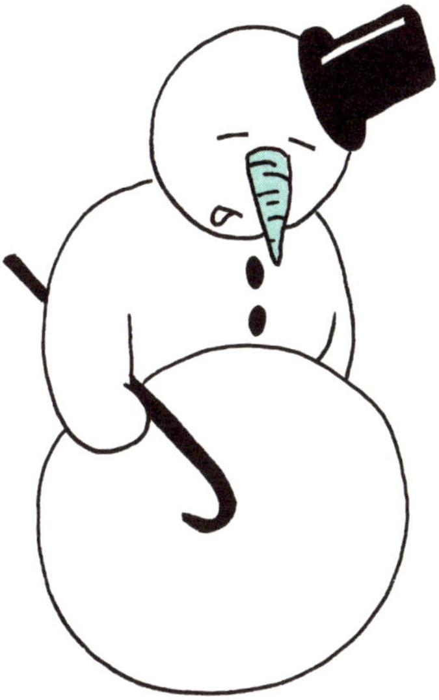

Ein Anflug von Wintermelancholie allein ist noch kein Grund zur Sorge. Im Gegenteil: Der Winter ist von Natur aus eine Zeit der Ruhe. Aus gutem Grund halten viele Tiere einen regelrechten Winterschlaf. Die eigene Antriebslosigkeit und Müdigkeit im Winter sollte also ruhig auch von uns Menschen als Zeichen verstanden werden, etwas kürzer zu treten und sich mehr Ruhe zu gönnen.

Winterzeit ist Ruhezeit

Wer aber unter dem winterlichen Stimmungstief leidet oder gar von schweren Depressionen geplagt wird, kann durchaus etwas dagegen tun: Es gibt eine ganze Reihe von einfachen Mitteln, um im wahrsten Sinne des Wortes wieder Licht in die trüben Wintertage zu bringen.

Bringen Sie Licht in den Alltag!

Woher kommt die Wintermelancholie?

Ursache der gedrückten Stimmung im Winter ist in erster Linie der Mangel an Tageslicht. Denn helles Licht hat einen starken Einfluß auf die Menge von Hormonen und chemischen Botenstoffen im Gehirn (den sogenannten Neurotransmittern) und damit auch auf unser Gefühlsleben. So regt Tageslicht beispielsweise die körpereigene Produktion des Botenstoffs Serotonin an, der Glücksgefühle auslöst und ganz allgemein die Lebensgeister weckt.

Wenig Licht macht schlechte Laune

Wenn wir allerdings schon morgens das Haus im Dunkeln verlassen, den ohnehin viel zu kurzen Tag bei neblig-trübem Dämmerlicht verbringen und abends erst nach Sonnenuntergang wieder heimkehren, dann sinkt der Serotoninspiegel und damit auch die Stimmung auf einen Tiefpunkt - die Wintermelancholie stellt sich ein. Auch Hormone werden durch das Licht beeinflußt: So schüttet der Körper bei mangelnder Helligkeit beispielsweise verstärkt das „Schlafhormon" Melatonin aus, das auf die Stimmung drückt und müde macht.

Frauen reagieren offenbar empfindlicher auf die Schwankungen im Hormonhaushalt als Männer: Etwa 80 Prozent der von der Wintermelancholie Betroffenen sind weiblichen Geschlechts.

Neben den Auswirkungen auf den Neurotransmitter- und Hormonhaushalt spielt das Tageslicht aber auch eine wichtige Rolle für unsere „innere Uhr". Von der Natur aus steigen und sinken die Vitalfunktionen des Körpers wie beispielsweise Atmung, Körpertemperatur oder Blutdruck in einem 25-Stunden-Takt. Da ein Tag jedoch nur 24 Stunden lang ist, muß die „innere Uhr" täglich neu justiert werden. Diese Aufgabe übernimmt das Tageslicht: Es signalisiert der inneren Uhr über einen „Lichtempfänger" im Körper den Wechsel zwischen Tag und Nacht. Steht dafür nicht ausreichend Licht zur Verfügung, so kommt es zu Verschiebungen im Tagesrhythmus - die Folgen sind häufig Müdigkeit, Antriebslosigkeit und Erschöpfung, weil der eigene Rhythmus nicht mehr mit dem Tagesablauf zusammenpaßt.

Tickt nicht immer richtig: die innere Uhr

Licht als Therapie

Da die Wintermelancholie durch einen Mangel an Licht ausgelöst wird, liegt der Schlüssel zur Linderung nahe: Tanken Sie so viel Licht wie möglich. Die herkömmliche Glühbirne zu Hause reicht dafür allerdings nicht aus: Um die Symptome der Winterdepression wirksam zu lindern, ist sehr helles Licht mit einer Intensität von mindestens 2500 Lux notwendig. Um so wichtiger ist es, gerade im Winter so oft wie möglich nach draußen zu gehen, denn bereits an einem bewölkten Wintertag findet man dort Intensitäten von 3000 bis 4000 Lux, während es eine helle Innenraumbeleuchtung auf höchstens 500 bis 1000 Lux und eine Nachttischlampe sogar nur auf magere 100 Lux bringt.

Mit Licht die Melancholie vertreiben

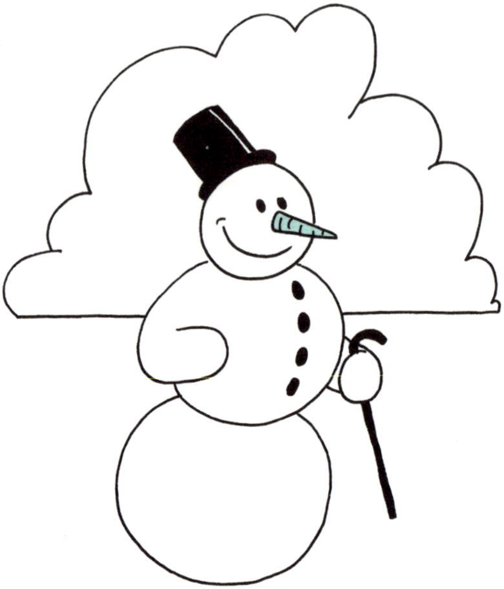

Licht auf Rezept: die Licht-Therapie

Reicht das Tageslicht nicht aus, um die trübe Stimmung zu verscheuchen, kann ein Arzt oder Facharzt auch eine Licht-Therapie verschreiben, die in Studien eine Erfolgsquote von über 80 Prozent erbrachte. Bei einer solchen Therapie werden spezielle Leuchten eingesetzt, die Lichtmengen von 2.500 bis 10.000 Lux produzieren. Dabei werden UV-Strahlen sowie der Infrarotbereich herausgefiltert, um die Augen zu schützen. Der Betroffene muß sich etwa ein bis zwei Stunden im Lichtkegel der Lampe aufhalten. Während dieser Zeit braucht er aber nicht untätig dazusitzen, sondern kann lesen, arbeiten oder sogar fernsehen. Meist verspüren die Betroffenen schon nach wenigen Anwendungen eine deutliche Besserung der Symptome. Nach etwa zwei Wochen sind die Beschwerden in der Regel ganz verschwunden.

In den meisten Fällen genügen wenige Lichttherapie-Anwendungen, um die Tristesse für den ganzen Winter zu vertreiben. Einzelne Patienten müssen jedoch in größeren Abständen immer wieder einmal behandelt werden. Eine Dauertherapie, die den ganzen Winter lang anhält, ist nur selten nötig.

Spezielle Lampen mit hoher Intensität, sogenannte „Lichtduschen“, gibt es von verschiedenen Herstellern auch für zu Hause. Da sie allerdings nicht gerade billig sind und man meist nur wenige Therapiesitzungen pro Winter braucht, lohnt sich der Kauf kaum. Zudem tragen die Krankenkassen den Kaufpreis für ein eigenes Gerät in der Regel nicht. Manche Ärzte und Kliniken sind aber bereit, die Geräte für die Dauer der Therapie auszuleihen.

In milden Fällen der Wintermelancholie genügen oft schon ein paar Handgriffe, um für mehr Licht und so für mehr Wohlbefinden zu sorgen:

- Lassen Sie schwere, dunkle Vorhänge nicht vor die Fenster fallen, sondern halten Sie sie mit Raffbändern zurück, so daß mehr Licht in die Räume gelangt.
- Setzen Sie sich abends nicht in den schmalen Lichtkegel einer Leselampe, sondern schalten Sie die Deckenbeleuchtung an - oder sogar beides.
- Gehen Sie immer wieder einmal tagsüber spazieren, um Ihren Bedarf an Tageslicht zu decken.

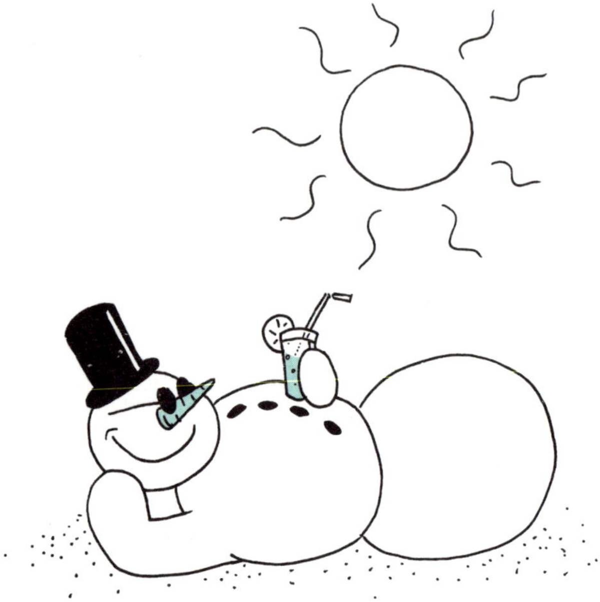

Ab in die Sonne!

Wer genügend Zeit und Geld hat, kann der Wintermelancholie auch ein Schnippchen schlagen und einfach für ein paar Tage in den sonnigen Süden flüchten. Viele Reiseunternehmen bieten gerade im Winter preisgünstige Flüge an. So ein Tapetenwechsel kann Wunder wirken, auch wenn auf Mallorca oder Gran Canaria kein Hochsommer herrscht: Das milde Klima und die längeren, sonnigen Tage genügen oft schon, um die Müdigkeit und Niedergeschlagenheit zu überwinden. Und die neuen Eindrücke und Bekanntschaften im Urlaub tun ein übriges, um Sie den Winterfrust vergessen zu lassen.

Ein Platz an der Sonne...

Wen es nicht in den Süden zieht, der kann paradoxerweise auch im hohen Norden fündig werden, vor allem in Skandinavien. Dort, wo die Sonne in den nördlichen Regionen des Landes für zwei volle Monate ganz von der Bildfläche verschwindet, tritt die Winterdepression erheblich häufiger auf als in unseren Breiten. Aus genau diesem Grunde ist die Licht-Therapie in Skandinavien wesentlich weiter verbreitet als hierzulande. So bieten dort nicht nur Ärzte, sondern auch viele skandinavische Hotels und Reiseveranstalter spezielle Licht-Kuren an.

Alternative zum sonnigen Süden: Licht-Kur in Skandinavien

Doch auch wer zu Hause bleibt, kann sich zumindest Erholung in tropischem Klima gönnen: So gibt es mittlerweile eine Reihe von Erlebnisbädern, die in ihren kunstvoll angelegten Schwimmbadanlagen nicht nur hochsommerliche Luft- und Wassertemperaturen, sondern auch ein traumhaft exotisches Ambiente bieten. Ohne die Hektik und Strapazen einer langen Reise kann man sich dort für einen Tag oder auch ein Wochenende Urlaub vom Alltag gönnen und das triste Winterwetter getrost vergessen.

Urlaub vom Alltag machen

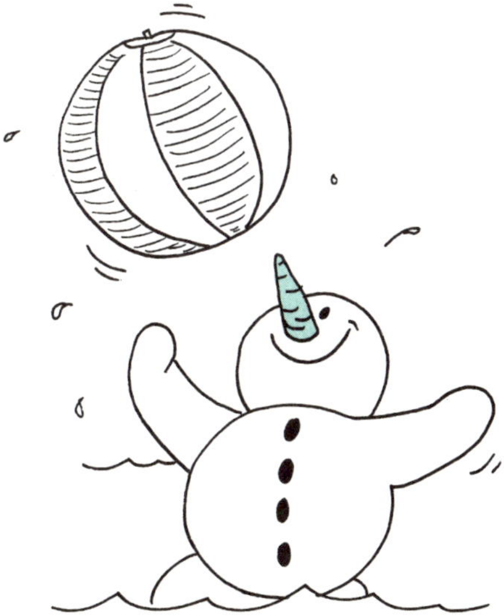

Mit Kräuterkraft gegen das Stimmungstief

Das Bild der Sonne gegen den dunklen Dämon

Auch die Natur hält einige Mittel gegen das winterliche Stimmungstief bereit. Das bekannteste ist das Johanniskraut (Hypericum perforatum). Die Heilpflanze mit den leuchtend goldgelben Blüten galt bereits bei den Germanen als Symbol für die Sonne, das das „Dunkle und Kranke" bannen konnte. Im Mittelalter schätzte man sie als vielseitiges Heilmittel, beispielsweise zur Wundheilung oder bei Schmerzen. Und auch die stimmungsaufhellende Wirkung war bereits wohlbekannt und wurde bewußt eingesetzt, um den „Dämon der Melancholie" auszutreiben.

Johanniskraut sorgt für gute Laune

Heute ist nachgewiesen, daß Johanniskraut bei Streß, Überbelastung und leichten bis mittelschweren Depressionen Linderung verschafft. Bei seelischen Verstimmungen wird es hauptsächlich als Tee aus dem getrockneten Kraut oder in Kapsel-, Tabletten- und Tropfenform verabreicht. Johanniskraut-Präparate haben gegenüber synthetischen Antidepressiva den Vorteil, daß sie gut verträglich sind und so gut wie keine Nebenwirkungen bekannt sind, lediglich eine erhöhte Lichtempfindlichkeit der Haut wurde beobachtet. Auf Sonnenbäder oder Solarien sollte man deshalb während der Anwendung verzichten. Ebenso sollten Johanniskrautpräparate nicht während einer Lichttherapie eingenommen werden. Die Wirkung des Gute-Laune-Pflänzchens tritt nach etwa zwei bis drei Wochen ein.

Die Wintermelancholie läßt sich auch mit Medikamenten behandeln. Synthetische Antidepressiva haben jedoch im Vergleich zu pflanzlichen Mitteln wie Johanniskraut stärkere Nebenwirkungen, und auch sie wirken meist erst nach drei bis vier Wochen.

Süße Lust mit Schokolade & Co.

Schokolade für das Wohlbefinden

Gerade im Winter entwickeln viele Menschen einen wahren Heißhunger auf Süßigkeiten. Der Grund für die süße Lust auf Schokolade, Kuchen und Bonbons: Zuckerhaltige Lebensmittel fördern die Produktion des Gehirnbotenstoffs Serotonin, der für gute Laune und Ausgeglichenheit sorgt. Außerdem fördert Schokolade die Ausschüttung von Endorphinen, die Entspannungs- und Glücksgefühle hervorrufen.

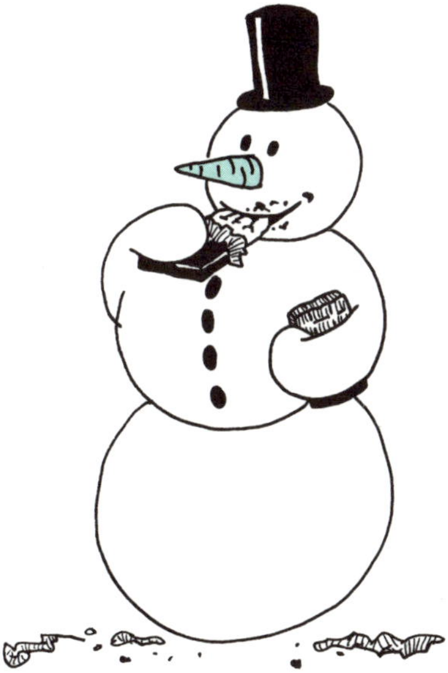

Stimmungsmacher statt Dickmacher

Ab und zu ist gegen Schokolade & Co. auch nichts einzuwenden. Solche „mündlichen Streicheleinheiten“ sind gerade im Winter Balsam für die Seele, und nach einer süßen Leckerei sieht die Welt schon wieder viel freundlicher aus. Glücklicherweise ist der stimmungsaufhellende Effekt aber nicht nur zuckerhaltigen Lebensmitteln wie Schokolade und Bonbons vorbehalten, die dem „Winterspeck“ Vorschub leisten: Auch normale kohlenhydrathaltige Speisen wie Nudeln, Kartoffeln und Reis fördern erwiesenermaßen die gute Laune. Zudem haben sie den Vorteil, daß der Effekt länger anhält.

Wichtig für die gute Laune ist auch der Eiweißbaustein Tryptophan, den der Körper zur Bildung von Serotonin benötigt. Er findet sich vor allem in Milchprodukten und Hülsenfrüchten.

Essen Sie sich glücklich

Wenn Sie also das nächste Mal einen „Durchhänger“ haben, probieren Sie einfach, sich glücklich zu essen! Guten Appetit!

Die Kombination macht´s

Die besten Stimmungsmacher sind Speisen, die sowohl reich an Kohlenhydraten als auch an Tryptophan sind. Bananen enthalten bereits beide Stoffe in großen Mengen und sind daher von Natur aus bestens geeignet. Aber auch Kombinationen wie eine Scheibe Vollkorn-Knäckebrot mit Quark oder ein Müsli mit Joghurt liefern die optimalen Voraussetzungen für gute Laune.

Lachen ist die beste Medizin

Es gibt natürlich noch viele weitere Methoden, um die Wintermelancholie zu vertreiben. Eine nicht zu unterschätzende ist weder zeitaufwendig, anstrengend noch kostspielig: das Lachen.

Lachen: weder zeitaufwendig noch kostspielig

Schon der Volksmund weiß, daß Lachen die beste Medizin ist, denn es regt den Blutkreislauf, die Atmung und die Sauerstoffversorgung an. Außerdem wird vermutlich auch die Ausschüttung von sogenannten Endorphinen, körpereigenen natürlichen Muntermachern, gefördert.

Auch wenn Ihnen eigentlich nicht danach zumute sein mag: Versuchen Sie, sich zum Lachen zu bringen. Laden Sie beispielsweise Freunde und Bekannte ein, die die Gabe haben, Sie mit ihren Witzen zu erheitern. Sehen Sie sich einen lustigen Film an - lachen darf man auch gerne unter Niveau. Ganz gleich, was Sie zum Schmunzeln bringt: Lachen Sie sich einfach gesund!

Lach' mal wieder!

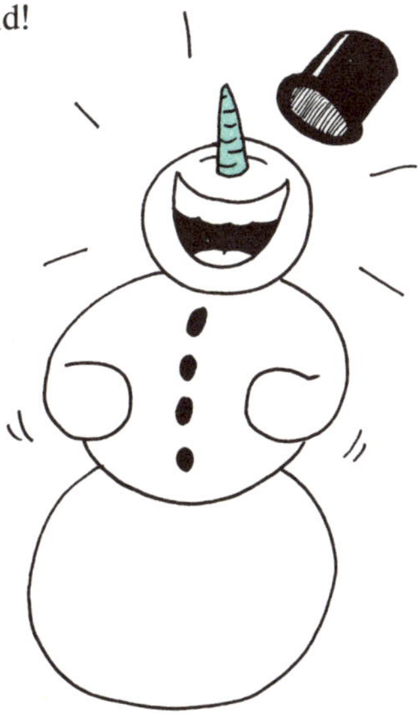

Aktiv gegen die Müdigkeit

Wenn es draußen dunkel und ungemütlich kalt ist, wächst das Bedürfnis, sich zu Hause unter eine warme Decke zu kuscheln. Aber: Gemütlichkeit und Trägheit, das sind zweierlei. Wenn man nur noch schlapp auf dem Sofa hängt und sich zu nichts mehr überwinden kann, hat das mit Gemütlichkeit nichts mehr zu tun. Auch wenn es zu Anfang schwerfällt: Raffen Sie sich auf und werden Sie aktiv! So bekommen Sie nicht nur die Müdigkeit und Lustlosigkeit in den Griff, sondern Sie tun sich und Ihrem Körper auch noch etwas Gutes.

Putzmunter statt Couch-Potato

Frische Luft tut gut

Frische Luft tut Körper und Seele gut. Es gibt sie rezeptfrei, ohne Zuzahlung und ganz natürlich. In der klaren, sauberen Winterluft kann der Körper viel Sauerstoff tanken und sich von der stickigen und trockenen Zimmerluft erholen. Auch die Lethargie und Müdigkeit lassen sich so in den Griff bekommen, denn schon ein kurzer Spaziergang an der klaren Luft belebt und macht munter.

Frische Luft für Körper, Seele und Immunsystem

Außerdem dankt es Ihnen auch Ihr Immunsystem, wenn Sie die warme Wohnung täglich einmal verlassen und sich der frostigen Kälte aussetzen. Denn dadurch wird die körpereigene Abwehr gestärkt und läßt sich nicht mehr von jedem dahergelaufenen Erkältungsvirus ins Wanken bringen.

Sie haben eigentlich keine Zeit zum Spazierengehen? Lassen Sie das nächste Mal doch einfach das Auto stehen, wenn Sie einen Brief zur Post bringen müssen oder zum Bäcker wollen. Lassen Sie den Hund sein Geschäft nicht direkt vor der Haustür verrichten, während Sie im Windschat-

Gilt nicht: „keine Zeit"

ten unter dem Vordach stehen, sondern gehen Sie einmal um den Block. Das dauert ein paar Minuten länger, zahlt sich aber für Hund und Herrchen aus: Wenn Sie erfrischt und munter wiederkommen, geht Ihnen die noch anstehende Arbeit zu Hause viel schneller von der Hand. Und wer partout keine Zeit findet, der kann zumindest in den Werbepausen des Abendspielfilms auf den Balkon hinaustreten und ein paar Minuten lang tief durchatmen, anstatt gelangweilt durch die TV-Kanäle zu zappen.

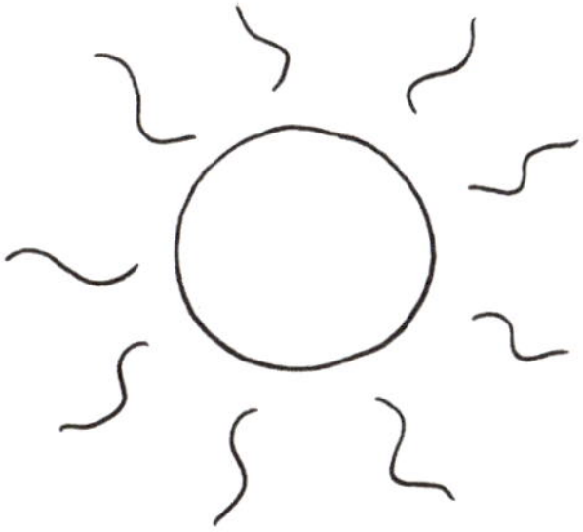

Auch wenn Sie berufstätig sind und den ganzen Tag im Büro verbringen, gibt es Möglichkeiten, zwischendurch frische Luft zu tanken. Steigen Sie auf dem Weg zur Arbeit einfach eine Haltestelle früher aus, und gehen Sie den Rest des Weges zu Fuß. So können Sie den Arbeitstag schon viel munterer und ausgeglichener beginnen. Lassen Sie ruhig auch von Zeit zu Zeit einmal das Kantinenessen stehen und laufen Sie zu einem Bistro in der Nähe. Vielleicht gesellen sich ja auch noch ein paar nette Kollegen hinzu, mit denen Sie anschließend gemeinsam noch einen kleinen Verdauungsspaziergang machen können. Nach einem solchen Mittagessen gehen Sie garantiert fit und gestärkt in die zweite Tageshälfte.

Durchatmen: auch im Büro möglich

Sport macht munter

Keine Chance der Müdigkeit!

Sport ist der Müdigkeits-Killer schlechthin. Er bringt den Kreislauf auf Trab, kurbelt den Stoffwechsel an und mobilisiert das Immunsystem. Außerdem vertreibt Bewegung Niedergeschlagenheit, baut Streß und Spannungen ab und macht gute Laune - genau das, was Ihnen im Winter guttut.

Sport macht glücklich

Erinnern Sie sich noch an dieses wundervolle Körpergefühl, damals, als Sie Sport getrieben haben? Dieses Gefühl, nach dem Training erschöpft, aber glücklich und zufrieden zu sein? Das liegt an der erhöhten Produktion von Botenstoffen und Hormonen. So steigt beim Sport beispielsweise die Konzentration der Endorphine (das sind die sogenannten Glückshormone), ebenso wie die des Botenstoffs Serotonin, an dem es im Winter oft mangelt. Eine Extra-Dosis kommt daher gerade in dieser Jahreszeit besonders gelegen. Und ein Schuß des Hormons Adrenalin sorgt im übrigen dafür, daß Sie wieder Antrieb und Motivation verspüren.

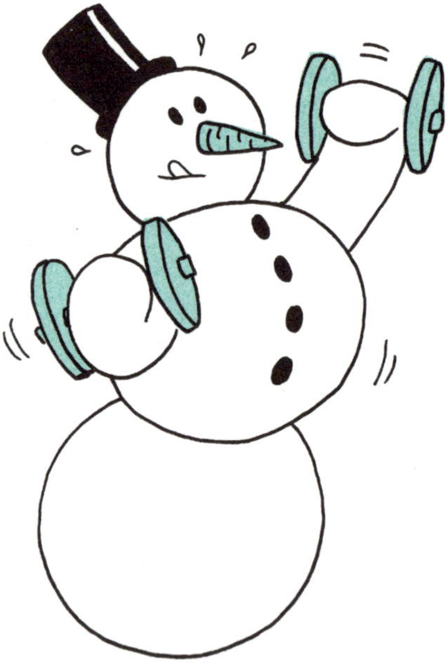

Wie wäre es also mit einem schwungvollen Fitneßprogramm, um der Wintermüdigkeit und Melancholie zu trotzen? Ganz gleich, ob Sie lieber allein durch den Wald joggen, im

Fitness-Studio ins Schwitzen kommen oder Squash spielen gehen - mindestens einmal pro Woche sollten Sie sich die Zeit nehmen, sich und Ihren Körper so richtig auf Trab zu bringen. Die Mühe zahlt sich aus, denn schon nach kurzer Zeit werden Sie wieder mit vollem Elan in den Tag gehen können.

Mit Schwung und Motivation in den Tag

Allerdings ist Sport nur so lange gesund und fördert ein starkes Immunsystem, wie er in Maßen betrieben wird. Wer übertreibt und ständig an seine Belastungsgrenze geht, kann Infekte sogar fördern. Lassen Sie also den Leistungssport links liegen, und trainieren Sie lieber nicht so heftig, dafür aber gesünder. Und wenn nicht die Leistung, sondern die Freude an der Bewegung und an der Geselligkeit im Vordergrund steht, macht Sport sowieso viel mehr Spaß.

Doch zuviel Sport ist Mord...

Tips für jeden Tag

Auch im Alltag gibt es viele Möglichkeiten, mit ein wenig Bewegung etwas für seine Gesundheit zu tun:

- Schon fünf bis zehn Minuten leichte Gymnastik am Morgen - möglichst am offenen Fenster - machen munter und geben Schwung für den Tag.
- Benutzen Sie stets die Treppe statt des Aufzugs. Das hält fit und stärkt die Abwehrkräfte.
- Lassen Sie für kürzere Strecken das Auto stehen. Fahren Sie statt dessen mit dem Rad, oder gehen Sie zu Fuß. So bewegen Sie sich nicht nur, sondern können auch die frische Luft genießen.

Das Schöne am Sauwetter

„Es gibt kein schlechtes Wetter,
nur unpassende Kleidung."

Wenn es draußen stürmt und regnet, ist es drinnen in der warmen Stube am gemütlichsten. Doch wenn das unfreundliche Wetter länger anhält, kann einem schon einmal die Decke auf den Kopf fallen. Und auch Ihrer Gesundheit zuliebe sollten Sie die Stubenhockerei nicht übertreiben, denn wer sich ständig in der geheizten Wohnung aufhält, ist besonders anfällig für Erkältungen.

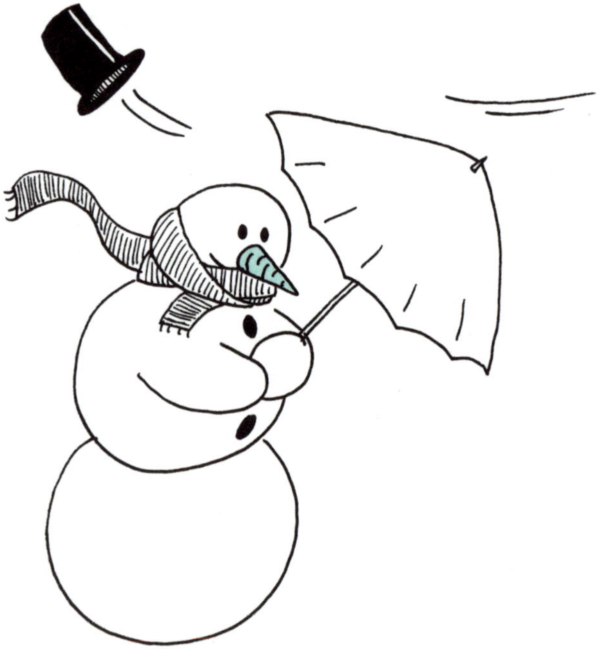

Also hinein in die dicke Winterjacke, Regenschutz und festes Schuhwerk angelegt und hinaus in das Sauwetter! Egal ob es Bindfäden regnet oder der eiskalte Wind heult - mit der angemessenen Kleidung ist es eine belebende Erfahrung, das Spiel der Naturgewalten hautnah zu erleben. Lassen Sie sich vom stürmischen Wind richtig durchpusten, genießen Sie es, die prickelnden Regentropfen auf Ihrer Haut zu spüren und die eiskalte, aber erfrischend klare Luft einzuatmen. Und wenn Sie sich danach in einem gemütlichen Restaurant bei einem guten Essen wieder aufwärmen, ist das die verdiente Belohnung dafür, daß Sie dem schlechten Wetter getrotzt haben.

Warm eingepackt dem Sauwetter trotzen

Im Kapitel „Winterpflege für die Haut“ finden Sie zahlreiche Tips, wie Sie Ihre Gesichtshaut trotz des Winterwetters zart und geschmeidig halten können.

Sie haben für Regen und Sturm absolut nichts übrig? Dann denken Sie doch einmal zurück an Ihre Kindheit. Ohne Angst, das Make-up könnte verschmieren, gab es kaum Schöneres, als mit Regenjacke und Gummistiefeln im strömenden Regen durch die größten Pfützen zu plantschen. „Sauwetter“ kann auch schön sein - es kommt halt immer darauf an, was man daraus macht.

Mal wieder durch die Pfützen plantschen

Leise rieselt der Schnee...

Schnee hat einen Platz in vielen Gedichten, Erzählungen und Bildern. Als glitzernde weiße Decke, die alles einhüllt und auch das heruntergekommenste Dorf in eine malerische weiße Landschaft verwandelt, vermittelt er vor allem eines: Stille und Besinnlichkeit.

Weiße Pracht: nicht immer zur rechten Zeit

Diese romantische Perspektive verlieren wir jedoch gerne einmal aus den Augen, wenn uns der Winter zu einem für uns unpassenden Zeitpunkt mit seiner weißen Pracht beglückt. Wer morgens mitten durch das tobende Verkehrschaos auf glatten Straßen zur Arbeit hetzt, der freut sich sicherlich nicht so recht über die tanzenden Schneeflocken.

Eine Schneeflocke macht noch keinen Stau

In solchen Situationen ist der Ärger über den Schnee nur verständlich. Doch wer schon beim bloßen Anblick einer Schneeflocke nur an Verkehrschaos, Stau und Unfälle denkt, läßt einen wunderschönen Teil des Winters achtlos an sich vorüberziehen. Um so wichtiger ist es, sich bewußt auf die eigentliche Schönheit des Schnees zurückzubesinnen und die malerische Pracht auch mal so richtig zu genießen.

Mit Bus und Bahn streßfrei zur Arbeit

Sie ärgern sich aber, weil Sie morgens wegen der verschneiten Straßen schlecht zur Arbeit kommen? Lassen Sie doch einmal den Wagen stehen und steigen Sie auf Bus oder Bahn um. Wenn Sie sich nicht auf den Verkehr konzentrieren müssen, haben Sie viel mehr Zeit, die verschneite Landschaft um Sie herum zu betrachten und können außerdem den Tag viel entspannter beginnen. Wenn Ihr Weg zur Arbeit nicht allzu weit ist, können Sie ihn auch zu Fuß zurücklegen und neben dem herrlichen Anblick auch noch die frische, klare Winterluft genießen. Erst recht mit dem richtigen

Schuhwerk. Schließlich passen die Pumps auch in den kleinsten Rucksack.

Überhaupt zählen Spaziergänge im Schnee zu den absoluten Höhepunkten, die der Winter bietet. Die sanften Hügel der Schneedecke, die ab und zu schemenhafte Andeutungen von Gegenständen erkennen lassen, die bizarren Formen verschneiter Bäume oder in der Sonne glitzernde Eiszapfen - nirgendwo offenbart sich die Schönheit der Natur in so atemberaubender Form wie hier. Nehmen Sie doch einmal Ihren Fotoapparat mit und fangen Sie die schönsten Motive ein - vielleicht finden die gelungensten Bilder ja sogar als Weihnachtskarten für Freunde und Familie Verwendung.

Walking Through a Winter Wonderland...

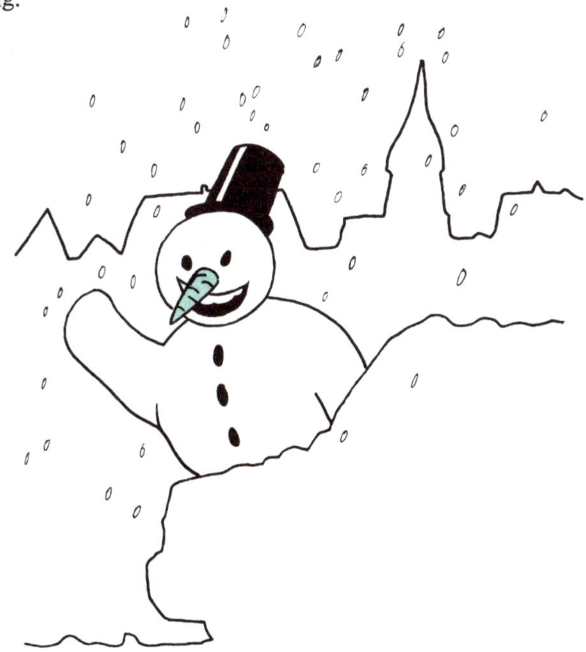

Vorsicht, Schneeball!

Sie können Ihren Partner auf einem Spaziergang auch mit einem kühnen Schneeball-Angriff überraschen, so wie Sie es wahrscheinlich schon als Kind mit dem größten Vergnügen getan haben. Das ist Ihnen zu kindisch? Sich benehmen und eine ernste Miene aufsetzen tun Sie oft genug, jetzt dürfen Sie auch einmal richtig Spaß haben, ruhig auch mit lautem Geschrei. Und kümmern Sie sich nicht darum, was die anderen Leute denken. Doch Vorsicht: Mit dem richtigen Gegner kann sich aus einem einzigen Schneeball schnell eine wahre Schlacht entwickeln...

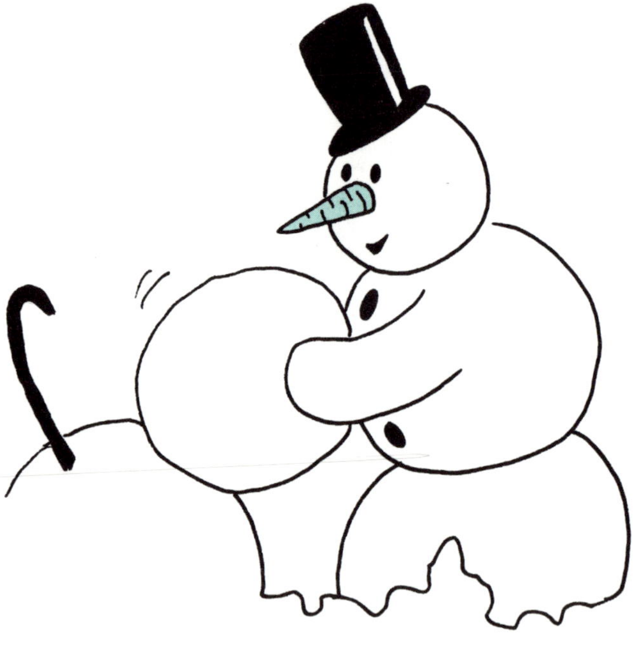

Und wenn Ihnen die Sache mit den Schneebällen wirklich nicht liegt, können Sie ja auch einen Schneemann im Vorgarten bauen, der Ihnen jeden Morgen auf dem Weg zur Arbeit zugrinst. Denn mit einem Lächeln auf den Lippen fängt jeder Tag gleich viel besser an.

Wie damals: der Schneemann

Winterpflege für die Haut

Der Winter bringt besondere Belastungen für die Haut mit sich. Vor allem das ständige Wechselspiel zwischen warmer, trockener Heizungsluft und eisiger Kälte läßt sie schnell einmal austrocknen und gereizt aussehen. Denn durch die niedrige Luftfeuchtigkeit in überheizten Räumen gibt der Körper mehr Flüssigkeit an die Umgebung ab, so daß die Haut leichter austrocknet. Kälte und frostiger Wind draußen verringern außerdem die Durchblutung der Haut, so daß sogenannte „geplatzte Äderchen" entstehen können.

Doch mit einer gezielten Pflege läßt sich das vermeiden. Eine solche Winterpflege muß dabei weder aufwendig noch teuer sein, und mit ein wenig Geschick können Sie die geeigneten Pflegemittel sogar selbst herstellen.

Winter: „Durststrecke" für die Haut

Was die Haut im Winter braucht

Normalerweise besitzt die Haut einen Schutzfilm aus natürlichen Fetten, der sie vor schädlichen Einflüssen bewahrt. Ist dieser Schutzfilm jedoch geschädigt oder sind die Belastungen zu extrem, braucht die Haut zusätzliche Unterstützung von außen.

Verwenden Sie einfach Ihre Nachtcreme (hoher Fettanteil) tagsüber und Ihre Tagescreme (hoher Wasseranteil) nachts. So sparen Sie sich die Anschaffung von speziellen Wintercremes, die Kosmetikhersteller für teures Geld anbieten.

Gesichtspflege

Fett schützt vor Trockenheit

Das A und O der Gesichtspflege im Winter sind fetthaltige Cremes, denn das Fett bildet in der obersten Hautschicht eine schützende Barriere und sorgt dafür, daß die natürliche Feuchtigkeit nicht verlorengeht. Cremes mit hohem Wasseranteil sollten Sie im Winter nicht tagsüber verwenden, denn sie bilden einen Wasserfilm auf der Haut, der verdunstet und sie dadurch noch weiter auskühlen läßt. Nachts ist eine solche Creme dagegen ideal, um der Haut neue Feuchtigkeit zu spenden. Sinnvoll zur Winterpflege sind auch Produkte mit sogenannten Feuchthaltefaktoren (siehe Kasten), die den Feuchtigkeitshaushalt der Haut wieder ausgleichen.

Feuchthaltefaktoren sind Stoffe, die Feuchtigkeit in der Haut binden und so am Verdunsten hindern. Zu diesen Stoffen, die bei Kosmetikpräparaten oft mit dem Kürzel NMF (Natural Moisturizing Factor) bezeichnet werden, zählen beispielsweise Harnstoff, Kollagen, Milchsäure oder Elastin.

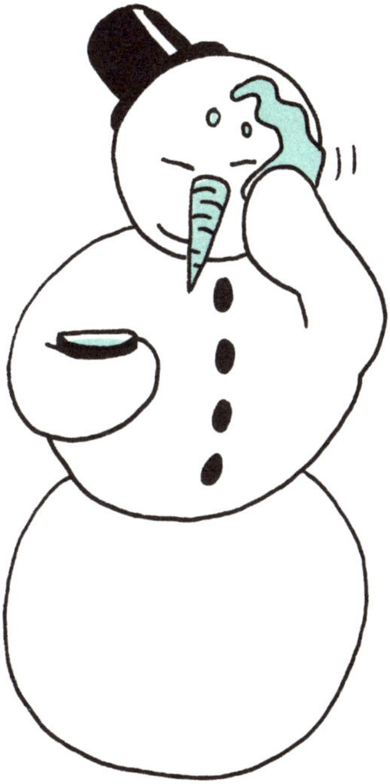

W/O und O/W

Ob eine Creme mehr Fett oder Wasser enthält, wird durch die Bezeichnung W/O oder O/W angegeben. W/O steht für Wasser-in-Öl-Emulsion: Das bedeutet, daß die Creme hauptsächlich aus Fett besteht, in das feine Wassertröpfchen eingebettet sind. Eine Öl-in-Wasser-Emulsion (O/W) enthält dagegen nur wenig Fett, das in Form von kleinen Öltröpfchen in Wasser verteilt ist.

Lippenpflege

Balsam für zarte Lippen

Bei der Winterpflege sollten Sie auf keinen Fall Ihre Lippen vergessen: Im Gegensatz zur Gesichtshaut besitzen sie nämlich keine Talgdrüsen, mit denen sie einen Schutzfilm erzeugen können, und sind somit ganz auf Pflege von außen angewiesen. Wenn Sie regelmäßig einen Lippenpflegestift mit Sonnenschutzfaktor benutzen, ist die zarte Haut optimal geschützt.

Sanfte Reinigung

Sanfte Alternativen zur Seife

Schon bei der Reinigung ist es sinnvoll, auf schonende Produkte zu achten und so den natürlichen Schutzmantel der Haut zu erhalten: Verwenden Sie möglichst keine Seife für die zarte Gesichtshaut, denn sie beseitigt neben dem Schmutz auch die schützenden Hautfette. Besser geeignet ist eine Reinigungsmilch. Es gibt auch Produkte aus Hafermehl, Kleie oder Molke, die die Haut sanft reinigen, ohne ihren Schutzmantel zu zerstören. Da sie einen Peeling-Effekt haben, sollten sie allerdings nur im grobporigen Nasen-, Kinn- und eventuell Stirnbereich angewandt werden. Benutzen Sie außerdem nur alkoholfreies Gesichtswasser, denn Alkohol läßt die Haut noch schneller austrocknen.

Sonnencreme im Winter?

Auch im Winter droht der Sonnenbrand

Aber sicher! So willkommen ein wärmender Sonnenstrahl in der kalten Jahreszeit auch sein mag - Schutz muß sein. Denn auch wenn die Sonne nicht so intensiv strahlt wie im Hochsommer, werden ihre Strahlen von Eis und Schnee reflektiert. Dadurch erhöht sich die Wirkung um ein Vielfaches, und ehe man sich versieht, ist der Sonnenbrand da.

Obendrein verfügt die winterblasse Haut mangels Bräune nicht über eigenen Lichtschutz. Für Wintersportler gilt außerdem: Je größer die Höhe, in der man sich befindet, desto stärker brennt die Sonne.

Für Sonnenschutzmittel gilt ebenso wie für Cremes: Am besten geeignet ist eine Sonnencreme mit hohem Fettanteil. Sie sollte über einen hohen Lichtschutzfaktor und sowohl einen UV-B- als auch einen UV-A-Filter verfügen.

Hoher Lichtschutzfaktor für optimalen Schutz

Wieder daheim freut sich Ihre Haut, wenn Sie sie mit einer feuchtigkeitsspendenden Creme verwöhnen.

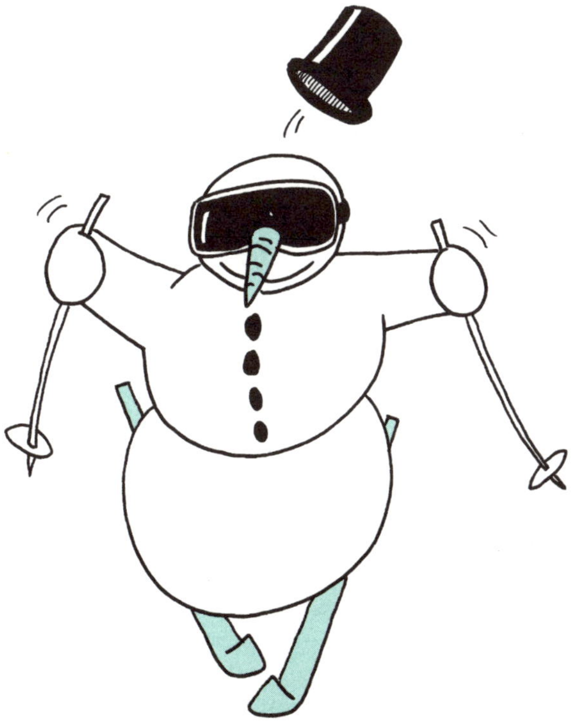

Winterpflege zum Selbstmachen

Cremes aus eigener Herstellung

Ihre persönliche Winterpflegeserie für Gesicht und Körper selbst herzustellen, macht Spaß und ist ganz einfach. Sie können die folgenden Rezepte ausprobieren oder auch nach Herzenslust verändern. Die Zutaten bekommen Sie schon für ein paar Mark in Naturshops oder in der Apotheke. Und wenn Sie die Cremes und Öle gleich ausprobieren, können Sie aus einem trüben Winterabend sogar eine wohltuende Schönheitskur machen.

Das Zubehör

Für die eigene Herstellung von Pflegeprodukten benötigen Sie folgende Utensilien:

- eine Herdplatte
- eine Waage, die auf wenige Gramm genau wiegt
- einen Meßzylinder mit möglichst feiner Skala
- ein Thermometer (bis 100° C)
- einen flachen Topf für das Wasserbad
- zwei hitzebeständige Bechergläser (mindestens 100 ml)
- einen Glasstab zum Rühren
- Tiegel und Fläschchen zum Abfüllen
- Alkohol zum Reinigen der Tiegel und Fläschchen

Das Wasserbad

Um die Bestandteile einer Creme beim Schmelzen nicht zu überhitzen, erwärmt man sie vorsichtig in einem Wasserbad. Dazu wird ein flacher Topf etwa zur Hälfte mit Wasser gefüllt und auf die heiße Herdplatte gestellt. In das sich erwärmende Wasser wird dann das Becherglas mit den Cremezutaten gestellt. Achtung: Das Becherglas muß hitzebeständig sein, sonst könnte es beim Erhitzen zerspringen!

Wind-und-Wetter-Creme

Diese Creme enthält besonders hautverträgliche Fette wie Sheabutter und Jojobaöl. Durch ihren hohen Fettgehalt unterstützt sie den natürlichen Schutzmantel der Haut und hilft, ihre Feuchtigkeit zu bewahren.

Zutaten:
5 g Bienenwachs
5 g Sheabutter
35 ml Mandelöl
10 ml Jojobaöl
10 Tropfen ätherische Öle, beispielsweise Orangenblüten-Hydrolysat, Neroli oder Rose

Geben Sie das Mandel- und das Jojobaöl zusammen mit der Sheabutter und dem Bienenwachs in einem Becherglas ins heiße Wasserbad. Sobald alles geschmolzen ist, nehmen Sie die heiße Flüssigkeit aus dem Wasserbad und lassen sie unter ständigem Rühren mit einem Glasstab erkalten. Erst wenn sich die Flüssigkeit eintrübt und beginnt, fest zu werden, tropfen Sie die ätherischen Öle hinzu. Rühren Sie gleichmäßig weiter, bis eine geschmeidige Masse entsteht. Füllen Sie die Creme dann in einen mit Alkohol gereinigten Tiegel. Da die Wind-und-Wetter-Creme kein Wasser enthält, ist sie im Kühlschrank etwa drei Monate haltbar.

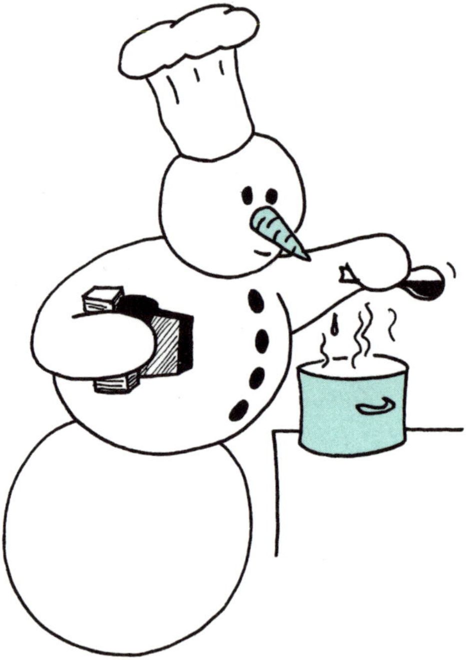

Verwenden Sie in Tagescremes keine ätherischen Öle aus Zitrusfrüchten, denn diese machen die Haut lichtempfindlich!

Wenn Sie zu der oben beschriebenen Mischung 1 ml Kamillenöl hinzufügen, wird daraus ein pflegender Balsam für Ihre Lippen.

Feuchtigkeitsspendende Nachtcreme

Diese Creme spendet Ihrer Haut über Nacht wieder neue Feuchtigkeit und läßt sie morgens straff und voll aussehen.

Zutaten:
5 g Bienenwachs
5 g Sheabutter
10 g Lanolin
20 ml Mandelöl
10 ml Jojobaöl
5 ml Weizenkeimöl
60 ml Wasser (destilliert oder Aqua conservans, siehe Kasten)
10 Tropfen ätherische Öle

Erhitzen Sie das Wasser in einem Becherglas auf etwa 70° C. Erwärmen Sie das zweite Becherglas mit Mandel- und Jojobaöl sowie Bienenwachs, Sheabutter und Lanolin im Wasserbad, bis sich alle festen Bestandteile aufgelöst haben. Geben Sie anschließend unter ständigem Rühren nach und nach das Wasser in kleinen Mengen zu den Ölen. Rühren Sie weiter, bis eine glatte Creme entsteht. Wenn die Masse auf Handwärme abgekühlt ist, tropfen Sie die ätherischen Öle zu und füllen die Creme in ein zuvor mit Alkohol gereinigtes Töpfchen ab.

Aqua destillens und Aqua conservans

Cremes mit Wasseranteil sind in der Regel nicht lange haltbar. Damit Verunreinigungen nicht schon mit dem Leitungswasser in die Creme gelangen, verwendet man zur Cremeherstellung oft destilliertes Wasser (Aqua destillens), das zum Beispiel bei „hartem" Wasser von Kalk gereinigt ist. Die Creme bleibt im Kühlschrank etwa zwei Wochen haltbar.

Aqua conservans dagegen ist mit einer geringen Menge von Konservierungsstoffen versetzt, die die Haltbarkeit der Creme sogar auf etwa zwei Monate erhöhen.

Pflegendes Ölbad

Eine besondere Wohltat für den Körper ist ein Bad mit pflegenden Ölen: Sie überziehen den Körper mit einem leichten Fettfilm und verhindern, daß die Haut zuviel Feuchtigkeit verliert.

Zutaten:
50 ml Mandelöl
10 Tropfen Jasminöl
5 Tropfen Sandelholzöl

Füllen Sie das Mandelöl in eine verschließbare Karaffe und

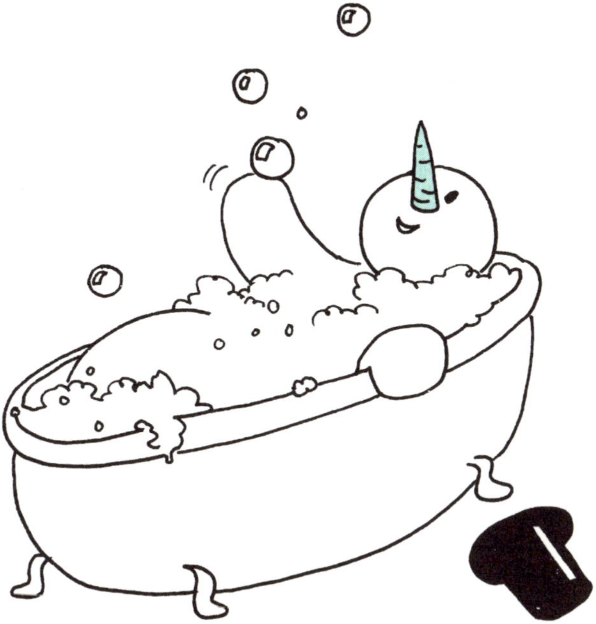

tropfen Sie die ätherischen Öle hinzu. Sie können anstelle der oben genannten Mischung auch andere ätherische Öle verwenden, ganz wie es Ihnen gefällt. Schütteln oder rühren Sie die Flüssigkeit sanft durch, um die Öle zu vermischen. Bewahren Sie das Badeöl gut verschlossen sowie licht- und wärmegeschützt auf, damit sich die ätherischen Öle nicht verflüchtigen. Für ein Vollbad benötigen Sie etwa 5-10 Milliliter der Mischung, doch es lohnt sich, gleich einen kleinen Vorrat anzusetzen. Das volle Aroma des Badeöls entfaltet sich ohnehin erst nach etwa zwei Wochen.

Badeöle in einer hübschen Karaffe eignen sich auch als kleines Weihnachtspräsent für Freunde oder Bekannte. Mit einer speziell abgestimmten Duftnote wird daraus ein ganz persönliches Geschenk.

Pflegebalsam für rauhe Haut

Im Winter wird die Haut an Gesicht und Hals besonders beansprucht, denn sie ist Wind und Wetter ständig ausgesetzt. Doch auch Hände, Ellenbogen, Knie und Füße werden durch die trockene Luft rauh und rissig. Mit einem Pflegebalsam können Sie Ihre Haut jedoch wieder glatt und geschmeidig cremen.

Zutaten:
10 g Bienenwachs
5 g Sheabutter
80 ml Mandelöl
15 Tropfen Sandelholzöl

Erhitzen Sie Mandelöl, Wachs und Sheabutter im Wasserbad, bis die festen Bestandteile geschmolzen sind. Lassen Sie dann die Flüssigkeit unter gleichmäßigem Rühren abkühlen, bis sie anfängt einzudicken. Tropfen Sie dann das Sandelholzöl hinzu und rühren Sie weiter, bis die Masse auf Handwärme abgekühlt ist. Anschließend füllen Sie sie in einen mit Alkohol gereinigten Tiegel. Im Kühlschrank ist dieser Balsam etwa drei Monate haltbar.

Winterzeit - Schlemmerzeit

Advent, Weihnachten, Silvester - Winterzeit ist Schlemmerzeit. Denn während es im Sommer oft zu heiß ist, um üppige Mahlzeiten genießen zu können, und man sich sowieso lieber den ganzen Tag draußen aufhält, als drinnen am heißen Herd zu stehen, ist der Winter mit seinen langen, dunklen Abenden geradezu ideal, um auch aufwendigere kulinarische Köstlichkeiten zu zaubern. Es ist die Zeit der romantischen Candlelight-Dinners zu zweit, aber auch der kleinen Gaumenfreuden wie einem leckeren Bratapfel oder einem würzigem Glühwein. Und wenn Weihnachten näherrückt, duftet es im ganzen Haus nach Zimt und Lebkuchen, und in der Küche werden Leckerbissen wie Honigkuchen und Christstollen bereitet. Winterzeit ist Genießerzeit - wer kann da schon widerstehen?

Die ideale Zeit zum Genießen

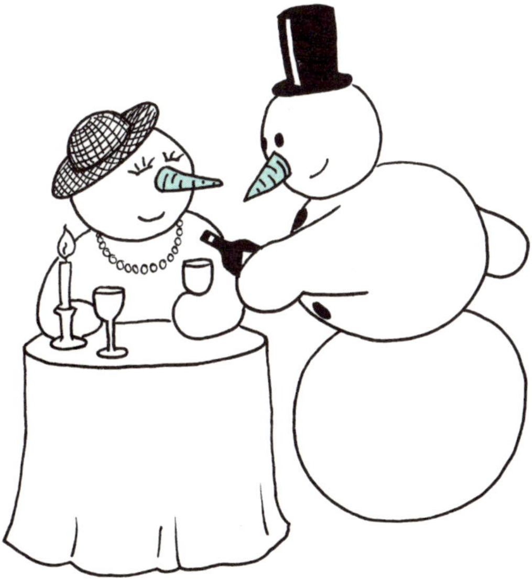

Winterspezialitäten

Apfel, Nuß und Mandelkern...

Wenn es draußen frostig kalt ist, kommt die Zeit des Glühweins, der Zimtsterne und Bratäpfel. Was gibt es Schöneres, als es sich an einem dunklen Winterabend daheim in der warmen Stube gemütlich zu machen und die herrlich duftenden Leckereien zu genießen?

Weihnachtspunsch

500 ml Apfelsaft, 2 Zitronen, 2 Äpfel (säuerlich, z.B. Boskop), 5 Nelken, 2 Zimtstangen, 2 Sternanis, 1 Prise Muskatnuß, Zucker oder Honig

Erhitzen Sie den Apfelsaft und die Gewürze vorsichtig in einem Topf. Pressen Sie die Zitronen aus und geben Sie den Saft hinzu. Schälen und raspeln Sie dann die Äpfel und geben Sie sie zur Flüssigkeit. Nehmen Sie den Punsch nach drei Minuten vom Herd und schmecken Sie ihn mit Zucker oder Honig ab.

Glühwein

1,5 Liter Rotwein, 1 Zitrone (unbehandelt), 1 Orange (unbehandelt), 1 Zimtstange, 1 Sternanis, 3 Nelken, 100 g Zucker

Schälen Sie die Schale der Zitrone und der Orange dünn ab, geben Sie sie mit Wein, Zucker und Gewürzen in einen Topf und erhitzen Sie das Gemisch vorsichtig. Nicht kochen lassen! Sobald der sich bildende Schaum verschwindet, nehmen Sie den Topf von der Herdplatte und schenken den heißen Glühwein durch ein Sieb in Gläser ein.

Bratäpfel

4 Äpfel (säuerlich), 50 g Rosinen,
4 TL Rohmarzipan,4 TL Honig

Verkneten Sie das Rohmarzipan mit den Rosinen. Entfernen Sie das Kernhaus der Äpfel mit einem Ausstecher und füllen Sie die Äpfel mit der Marzipan-Rosinen-Mischung. Setzen Sie die gefüllten Äpfel in eine flache Schale und geben Sie jeweis einen Teelöffel Honig darüber. Bevor die Bratäpfel in die Backröhre kommen, gießen Sie noch pro Apfel einen Eßlöffel Wasser in die Schale. Dann lassen Sie sie im vorgeheizten Backofen bei 200 Grad Celsius 15-20 Minuten lang backen. Bratäpfel schmecken pur oder mit Vanillesauce.

Zimtsterne

3 Eiweiß, 200 g Puderzucker, 300 g gemahlene Mandeln,
2 Teelöffel Zimt, 1 Päckchen Vanillezucker

Schlagen Sie zunächst das Eiweiß sehr steif. Dazu sollte das Gefäß vollkommen sauber sein, ansonsten bleibt der Eischnee zu weich. Geben Sie nach und nach den Puderzucker hinzu. Von der entstandenen Masse nehmen Sie etwa eine halbe Tasse zum Bestreichen der Zimtsterne ab. Dann heben Sie Mandeln, Zimt und Vanillezucker vorsichtig unter die Eischnee-Masse. Den Teig rollen Sie auf einem mit Puderzucker bestreuten Brett einen halben Zentimeter dick aus. Bestäuben Sie eine Plätzchenform mit Puderzucker, stechen Sie die Sterne aus und legen Sie sie auf ein mit Backpapier ausgelegtes Backblech. Bestreichen Sie die Sterne mit der zurückbehaltenen Eiweißmasse und backen Sie sie bei 140 Grad Celsius etwa 25 Minuten.

Weihnachten liegt in der Luft...

Der Duft von Weihnachten

Das Aroma von duftenden Gewürzen wie Zimt, Nelken und Koriander bringt oft ein Stück Erinnerung an die eigene Kindheit mit sich: die Weihnachtsfeste mit den Eltern, das Christbaumschmücken und die Stunden, die wir früher ungeduldig auf den Weihnachtsmann warteten, das Plätzchenbacken und das gemütliche Beisammensein um den Adventskranz. Doch die klassischen Weihnachtsgewürze kön-

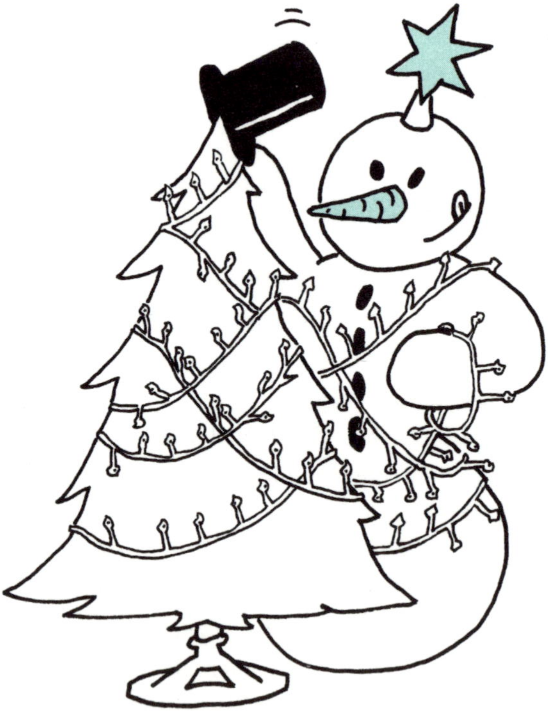

nen mehr als nur angenehme Düfte verbreiten und alte Kindheitserinnerungen wecken. Lassen Sie sich überraschen, welch ungeahnte Kräfte manche von ihnen noch entfalten können...

Anis

Die süßlich-aromatischen Früchte der Anispflanze dienen seit Jahrtausenden zum Aromatisieren von Speisen und Backwerk. Anis ist der Geschmacksgeber für Liköre wie Pernod, Pastis oder Anisette, aber auch als Arznei hat er seine Qualitäten: Die beruhigende und lindernde Wirkung macht man sich besonders in Erkältungsmitteln und Hustenbonbons zunutze.
Ebenfalls beliebt ist der Sternanis, der fast genauso duftet und schmeckt wie echter Anis, aber von einer ganz anderen Pflanze stammt. Sternanis wird bevorzugt in heißen Getränken wie Glühwein oder Punsch verwendet.

Gewürznelken

Die würzig-scharfen, aromatisch duftenden Blütenknospen des Gewürznelkenbaums geben nicht nur Lebkuchen einen feinen Geschmack, sondern werden auch in der Parfum-, Kosmetik- und Likörindustrie vielseitig eingesetzt. Ihr Öl ist in der Medizin auch als Magenmittel und zur Linderung bei entzündetem Zahnfleisch bekannt.

Ingwer

Ingwer schmeckt und riecht würzig scharf und leicht süßlich. Das eigenwillige Aroma ist vor allem aus der fernöstlichen Küche bekannt und paßt sowohl zu salzigen als auch zu süßen Speisen. In der Weihnachtsbäckerei wird Ingwer meist in gemahlener Form verwendet. Die chinesische Medizin sagt ihm eine entspannende Wirkung nach. Außerdem regt Ingwer den Appetit an und lindert Magen- und Verdauungsbeschwerden.

Kardamom

Das verführerisch duftende und würzig bis scharf schmeckende Gewürz gehört zu den teuersten der Welt. Es ist ein absolutes Muß für Pfefferkuchen und anderes Weihnachtsgebäck, aber auch in der Likörherstellung ist es unverzichtbarer Bestandteil der Rezepturen für beispielsweise Curaçao oder Angostura. Kardamom ist in der Naturheilkunde für seine herz- und magenstärkende Wirkung bekannt.

Koriander

Koriander darf mit seinem warmen, nussigen Geschmack in Weihnachtsgebäck wie Aachener Printen oder Lebkuchen nicht fehlen. Außerdem beruhigt er die Nerven, und auch seine lindernde Wirkung bei Magen- und Darmbeschwerden ist gerade in der Weihnachtszeit sehr willkommen.

Muskatnuß

Auch die Muskatnuß hat neben ihrem feinen, aromatisch-harzigen Geschmack noch einiges mehr zu bieten: Sie enthält Aromastoffe, die eine berauschende Wirkung haben. In geringen Mengen entfaltet Muskatnuß eine stimmungsaufhellende Wirkung, die gerade in der tristen, dunklen Jahreszeit durchaus willkommen ist.

Vanille

Die „Königin der Gewürze" stammt aus den Schoten einer mexikanischen Kletterorchidee. Schon die Azteken schätzten ihren hocharomatischen Geruch und den herrlichen süßlich-würzigen Geschmack, der auch bei uns nicht nur in der Weihnachtsbäckerei beliebt ist. Heutzutage wird der wichtigste Aromastoff, das Vanillin, synthetisch hergestellt und häufig anstelle der echten, aber teuren Vanille verwendet. Sein Aroma ist jedoch nicht so fein wie das der echten Vanille.

Zimt

Stangenzimt wird aus den jungen Trieben des Zimtbaumes geschält. Dabei gilt: je dünner die abgehobelte Schicht, desto feiner das Aroma. Gemahlener Zimt stammt dagegen meist aus der Rinde von älteren Zimtbäumen. Das rotbraune Gewürz mit dem angenehmen, aromatisch süßen Aroma gibt Glühwein und Weihnachtsgebäck eine unverkennbare warme Geschmacksnote und wirkt gleichzeitig gegen Blähungen, Übelkeit und Appetitlosigkeit.

30 Verwöhn-Ideen für trübe Wintertage

Ehe Sie lustlos zu Hause herumsitzen und nicht wissen, was Sie anfangen sollen, schauen Sie doch einmal in die folgende Liste: Vielleicht finden Sie unter den 33 Verwöhn-Ideen für trübe Wintertage ja etwas, was Ihnen gerade heute Spaß machen würde!

1 Gönnen Sie sich ein ausgiebiges Schönheitsbad à la Tausendundeine Nacht. Mischen Sie dazu 80 ml süßes Mandelöl mit 20 ml flüssigem Honig. Fügen Sie 10 Tropfen Vanilleöl, 8 Tropfen Zimtöl, 5 Tropfen Mandarinenöl und 5 Tropfen Sandelholzöl hinzu. Geben Sie 20 ml dieser Mischung mit einem halben Becher Sahne ins Bad, kurz bevor Sie hineinsteigen. Wenn Sie dazu leise Musik erklingen lassen und die grelle Badezimmerlampe durch sanftes Kerzenlicht ersetzen, ist Ihre Oase der Entspannung perfekt.

2 Verwöhnen Sie Ihren Partner mit einem romantischen Candlelight-Dinner. Dabei kommt es weniger auf ein aufwendiges Menü als auf das richtige Ambiente an: sanftes Kerzenlicht und stimmungsvolle Musik im Hintergrund, dazu kunstvoll gefaltete Servietten und eine einzelne rote Rose in einer schlanken Vase - ein einfaches Rezept für einen traumhaften Abend!

3 Rufen Sie Ihre beste Freundin an, und verabreden Sie sich zu einem Fernsehabend. Leihen Sie sich aus der Videothek Ihre Lieblingsfilme aus. Egal, ob Sie bei einem romantischen Liebesfilm ins Schmachten kommen, bei einem spannenden Thriller mitfiebern oder über eine alberne Komödie lachen - es wird Ihnen guttun!

4 Holen Sie sich schon vorab den Frühling ins Haus. Setzen Sie Blumenzwiebeln wie Hyazinthen oder Krokusse in Blumenschalen, und lassen Sie sie zunächst in einem kühlen Raum Wurzeln bilden. Nach sechs bis acht Wochen holen Sie sie ins warme Zimmer und lassen sie treiben. Bei guter Pflege blühen die Frühjahrsboten schon vier bis sechs Wochen später. Und wer den richtigen Termin (September/Oktober) erwischt, kann seine Fenster genau zu Weihnachten mit schneeweißen Hyazinthen schmücken.

5 Packen Sie den Badeanzug ein, und fahren Sie übers Wochenende in ein Erlebnisbad. Tropisches Klima, wohlig warmes Wasser und ein paar exotische Drinks an der Pool-Bar werden Sie das triste Wetter sicher schnell vergessen lassen.

6 Lassen Sie sich von Ihrem Partner mit einer wohltuenden Massage verwöhnen. Als Massageöl eignet sich besonders süßes Mandelöl, dem Sie einige Tropfen ätherischer Öle zufügen. Eine Mischung aus Geranie und Wacholder belebt und läßt trübe Stimmung im Nu verfliegen, Rose, Lavendel und Sandelholz wirken dagegen beruhigend und entspannend. Wählen Sie einen warmen, abgedunkelten Raum, und schaffen Sie mit sanfter Musik im Hintergrund eine angenehm entspannende Atmosphäre.

7 Vergessen Sie nicht, sich bei Ihrem Partner zu revanchieren. Nehmen Sie sich für die Massage viel Zeit, und konzentrieren Sie sich ganz auf Ihren Partner. Strahlen Sie Ruhe aus, indem Sie stets eine Hand an seinem Körper lassen - auch wenn Sie beispielsweise Öl nachgeben - und zwischendurch immer wieder zu ruhigen, langsamen Bewe-

gungen zurückkehren. Eine solche Massage kann übrigens nicht nur den entspannen, der sie passiv genießt, sondern auch den Masseur selbst!

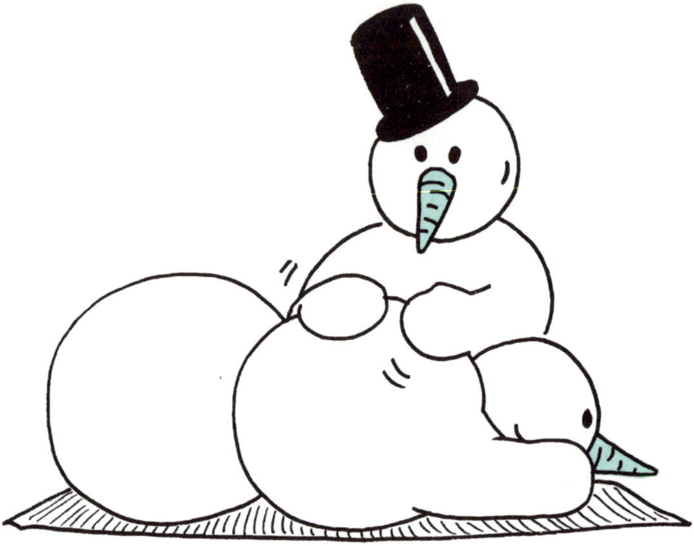

8 Es schneit? Wunderbar! Bewaffnen Sie sich mit Handschuhen, zwei dunklen Steinchen und einer Karotte. Sie ahnen, was kommt? Schneemannbauen ist angesagt! Ausreden wie „das ist mir zu kindisch“ und „was sollen denn die Leute denken“ zählen heute nicht.

9 Wo Sie gerade dabei sind: Hilft Ihnen jemand beim Schneemannbauen? Dann überraschen Sie ihn doch mit einem flinken Schneeball-Angriff. Aber machen Sie sich lieber gleich auf einen munteren Austausch von Schneebällen gefaßt...

10 Reservieren Sie einen Tisch für sich und Ihren Partner oder eine Freundin in einem vornehmen Restaurant. Nehmen Sie sich Zeit, sich mit einem ausgedehnten Schönheitsprogramm auf den Anlaß vorzubereiten. Ziehen Sie ein elegantes Kleid oder ein schickes Kostüm an, und genießen Sie den Abend in guter Gesellschaft bei einem exquisiten Menü.

11 Hüllen Sie Ihre Wohnung in einen warmen winterlich-weihnachtlichen Duft. Lassen Sie dazu jeweils drei Tropfen Zitronenöl, Mandarinenöl und Fichtennadelöl in einer Aromalampe verdampfen.

12 Verabreden Sie sich mit ein paar Freunden zu einem Kinobesuch, und gehen Sie anschließend gemeinsam noch ein paar Cocktails trinken.

13 Lange Winterabende sind ideal, um Dinge anzufangen, die Sie schon immer einmal machen wollten, für die Sie aber nie Zeit hatten. Machen Sie es sich doch mit einer kuscheligen Decke, dicken Wollsocken und einem heißen Kakao, Tee oder Kaffee auf dem Sofa gemütlich, und lesen Sie ein gutes Buch. Schreiben Sie den lange aufgeschobenen Brief an einen geschätzten Bekannten. Kramen Sie den Schuhkarton mit alten Fotos aus dem Schrank, und sortieren Sie sie in ein Album, oder stellen Sie die besten Bilder zu einer Collage zusammen.

14 Legen Sie Ihren Lieblingsschlager auf und singen Sie aus vollem Herzen mit. Es ist völlig egal, ob Sie richtig oder falsch singen - es kommt nur auf Spaß und Lebensfreude an. Sie können auch beim Duschen vor sich hinträllern, ganz gleich ob es Opernarien oder die neuesten Hits sind.

15 Sie fühlen sich matt und antriebslos oder befürchten, daß Sie eine Erkältung ausbrüten? Dann bereiten Sie sich doch einfach einen ebenso leckeren wie gesunden Vitamin-Cocktail aus frischen Früchten zu. Pressen Sie dazu frische Orangen, Grapefruit, Zitronen oder Limonen aus. Festeres Obst wie Kiwis, Nektarinen, Mangos oder Papayas können Sie mit dem Mixer oder mit einer Küchenmaschine pürieren. Geben Sie alles in ein großes Glas, und genießen Sie Ihren Vitamin-Cocktail, während Sie sich die Fotos vom letzten Sommerurlaub ansehen.

16 Planen Sie ein Fitness-Wochenende, um wieder richtig in Schwung zu kommen. Gehen Sie beispielsweise morgens eine halbe Stunde joggen, und frühstücken Sie anschließend ausgiebig - am besten Fitmacher wie Müsli, Knäckebrot mit Kräuterquark und frisches Obst, dazu ein Glas Milch oder frischgepreßten Orangensaft. Im Laufe des Tages können Sie beispielsweise radfahren, im Hallenbad einige Bahnen schwimmen, zum Squash, zum Aerobic oder auch ins Fitness-Studio gehen. Viele Studios bieten die Möglichkeit, ein kostenloses Schnuppertraining zu absolvieren - nutzen Sie dieses Angebot doch einmal aus! Wenn Sie das Programm mit einem Saunagang abrunden und sich außerdem gesund und vollwertig ernähren, werden Sie sich anschließend wieder topfit fühlen.

17 Werden Sie kreativ! Fangen Sie beispielsweise an, sich einen warmen Winterpulli zu stricken, oder kreieren Sie mit Seidenmalfarben attraktive Tücher und Kissen. Mit ein wenig Geschick können Sie sogar hübsche Geschenke für Freunde und Bekannte zaubern.

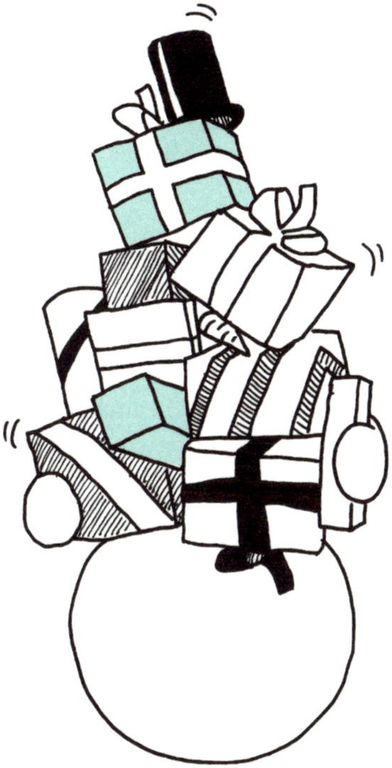

18 Apropos Geschenke: Überlegen Sie sich schon frühzeitig, wem Sie zu Weihnachten etwas schenken wollen, und legen Sie eine Liste mit Geschenkideen an. Wenn Ihnen nichts einfällt, holen Sie sich bei einem ausgiebigen Einkaufsbummel Anregungen.

19 Bringen Sie im wahrsten Sinne des Wortes Farbe in den grauen Alltag, und dekorieren Sie Ihre Wohnung in satten, leuchtenden Farben. Drapieren Sie zum Beispiel Seidenkissen in sonnigen, fröhlichen Farbtönen wie Gelb oder Orange auf dem Sofa. Wählen Sie Bettbezüge in knalligen Farben. Stellen Sie bunte Accessoires wie Vasen, Scha-

len oder Blumen in der ganzen Wohnung auf. Das Wetter draußen ist grau genug - sorgen Sie dafür, daß Ihre Umgebung es nicht ist! Vergessen Sie auch Ihre eigene Kleidung nicht. Wie wäre es zum Beispiel mit einem Bademantel, der nicht nur kuschelig-weich und gemütlich ist, sondern durch seine leuchtend-bunte Farbe morgens auch gleich richtig gute Laune macht?

20 Nehmen Sie neue Projekte in Angriff. Ob Auto, Garten oder Möbel - was auch immer Sie verändern oder erneuern möchten, jetzt ist die Zeit, um diese Dinge zu planen. Verbringen Sie ruhig auch mal einen Nachmittag im Möbel- oder Autohaus, um neue Ideen zu sammeln und sich einen Überblick über die Angebote zu verschaffen.

21 Gönnen Sie sich ein Schönheitswochenende - allein oder auch zu zweit. Nehmen Sie sich Zeit für eine ausgiebige Körperpflege: Entspannen Sie in einem pflegenden Vollbad und cremen Sie anschließend Ihre Haut streichelzart - mit einer Körpermilch in Ihrem Lieblingsduft. Verwöhnen Sie Ihre Füße, indem Sie zunächst die Hornhaut mit einem Bimsstein sanft entfernen und sie dann mit einer pflegenden Creme einreiben. Entfernen Sie störende Härchen an den Beinen - am einfachsten geht's mit dem Naßrasierer oder mit einer Enthaarungscreme. Gönnen Sie Ihrem Haar eine Pflegepackung, die es glänzend und geschmeidig werden läßt. Zaubern Sie mit einem sanften Peeling und einem erfrischenden Gesichtswasser einen strahlenden Teint. Und vergessen Sie die Maniküre und Pediküre nicht. Wer kann bei soviel Schönheit und verwöhnender Pflege schon Trübsal blasen?

Sammeln Sie Kosmetikproben, die Sie oft in Drogerien und Apotheken erhalten oder auch in Zeitschriften finden können, und probieren Sie sie an Ihrem Schönheitswochenende aus. Wenn Ihnen eines der Produkte sehr gut gefällt, schenken Sie es sich selber - zu Weihnachten oder einfach nur so.

22 Haben Sie nicht auch einen guten alten Freund oder eine gute Freundin, den oder die Sie schon seit Ewigkeiten nicht mehr gesehen haben? Jetzt ist der richtige Zeitpunkt, um die Telefonnummer herauszukramen und ein Wiedersehen zu arrangieren. Laden Sie sie oder ihn doch einfach für ein paar Tage ein. Dies gibt Ihnen vielleicht auch die Gelegenheit, endlich einmal ein Rezept auszuprobieren, das Sie sich immer für einen ganz besonderen Anlaß aufgehoben haben.

23 Plündern Sie einen Delikatessenladen. Nicht wörtlich natürlich, aber lassen Sie sich inspirieren. Egal, wonach Ihnen der Sinn steht, ob nach exquisitem Lachs oder sündhaft teurem Kaviar - gönnen Sie sich ausnahmsweise einmal etwas von den kulinarischen Hochgenüssen. Denn die köstlichen Spezialitäten erfreuen nicht nur den Gaumen, sondern geben Ihnen auch das erhebende Gefühl, sich etwas ganz Besonderes gegönnt zu haben. Auch wenn es dann für den Rest der Woche Bratkartoffeln oder Spaghetti mit Tomatensauce gibt.

24 Zeit für die Urlaubsplanung! Denn trübe Wintergedanken vertreibt man am besten mit sommerlichen Urlaubsideen. Holen Sie sich die neuesten Kataloge und Urlaubsprospekte aus dem Reisebüro, oder fahren Sie an den nächsten Flughafen, um in den Last-Minute-Angeboten zu stöbern, und träumen Sie von Erholung, Sonne, Wärme... Und wenn Ihnen ein aktuelles Angebot zusagt und Sie noch ein paar Tage Urlaub bekommen können - na, worauf warten Sie noch?

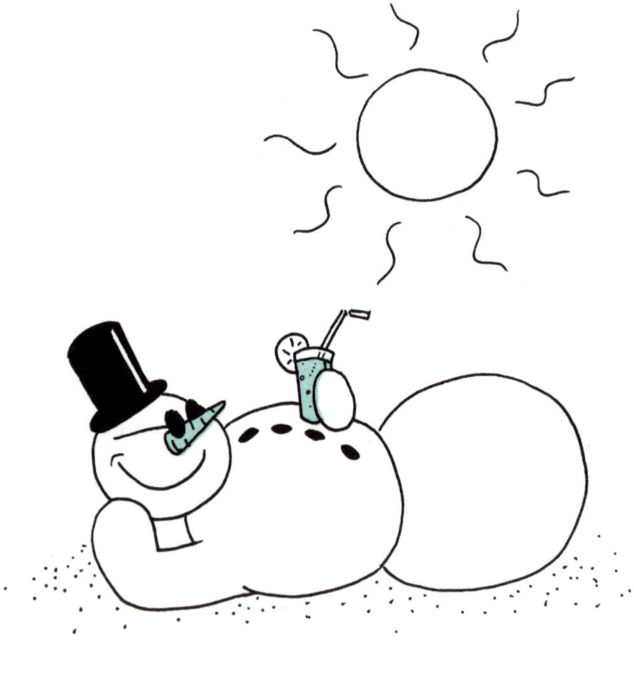

25 Wie wäre es mit einem Tänzchen? Ob lässig in der Disco, elegant bei einem Auffrischungskurs in der Tanzschule, zu Hause im Wohnzimmer mit dem Partner oder auch alleine - Tanzen ist nicht nur ein Ausdruck der Lebensfreude, sondern macht auch gute Laune. Gerade im Winter, wenn die Ballsaison in vollem Gange ist, bieten sich genügend Gelegenheiten, die verstaubten Tanzschuhe aufzupolieren und mal wieder eine flotte Sohle aufs Parkett zu legen.

26 Wie sieht es in Ihrem Kleiderschrank aus? Fühlen Sie sich wohl in Ihren Sachen, ober haben Sie das Gefühl, daß alles irgendwie veraltet oder langweilig ist? Stöbern Sie doch einmal in den Katalogen von Versandhäusern, und bestellen Sie das eine oder andere Stück zur Ansicht ins Haus. Wenn es Ihnen dann nicht paßt oder gefällt, können Sie es immer noch zurückschicken. Eine Farb- und Stilberatung könnte Ihnen außerdem bei der Wahl Ihrer neuen Frühjahrsgarderobe einen neuen Pfiff geben!

27 Machen Sie es zur Gewohnheit, den Tag morgens mit Gymnastik zu beginnen. Das macht fit und hält gleichzeitig den Winterspeck in Grenzen. Von Aerobic über Bodyforming und Callanetics gibt es viele Gymnastikvideos, auf denen die Übungen erklärt und vorgeführt werden und gleichzeitig schwungvolle Musik zum Mitmachen animiert.

28 Sie haben vor, im nächsten Jahr ins Ausland zu fliegen? Wie sieht es denn mit der Landessprache aus? Vielleicht tut schon jetzt ein Auffrischungskurs Ihren Sprachkenntnissen ganz gut. Oder Sie belegen einen Grundkurs, damit der Urlaub für Sie „verständlicher“ wird. Bücher

oder Kassetten ermöglichen ein bequemes Lernen zu Hause auf dem Sofa, wann immer Sie Zeit und Lust haben. Dafür lernen Sie bei einem Kurs, beispielsweise an der Volkshochschule, neue Leute kennen. Und wer weiß - vielleicht war der eine oder andere Kursteilnehmer ja schon einmal in Ihrem Wunschort und kann Ihnen wertvolle Geheimtips verraten.

29 Lassen Sie sich doch einmal von Ihren Kindern oder von anderen „Insidern" in die Welt der Computer- und Videospiele einweihen. Nur keine Schwellenangst! Die Angebote sind dabei so vielfältig, daß für jeden etwas dabei

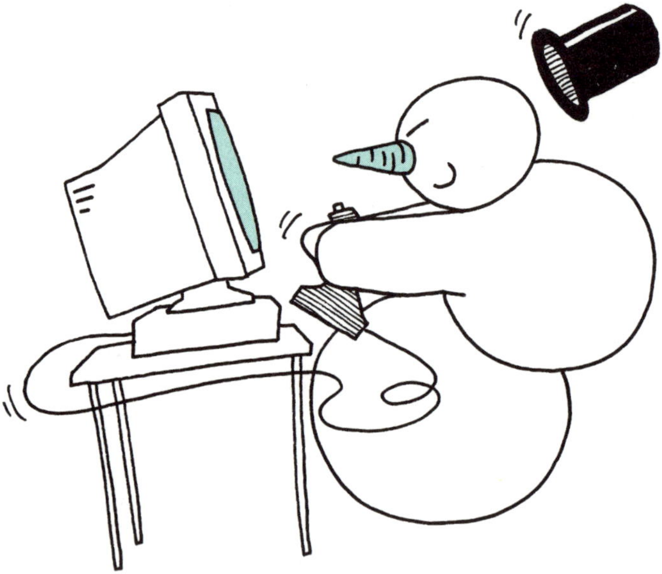

ist - ob Sie nun in Geschicklichkeitsspielen Punkte sammeln, bei den Olympischen Spielen antreten, Basketball spielen oder in fernen Phantasieländern Abenteuer bestehen wollen. Viele Spiele sind für zwei oder mehr Personen geeignet, denn am meisten Spaß macht das Spielen mit der ganzen Familie oder auch mit ein paar Freunden.

30 Packen Sie Handtuch und Badeschlappen ein, und gönnen Sie sich einen Sauna-Tag. Nehmen Sie sich ausreichend Zeit für mehrere kurze, aber intensive Saunagänge, und legen Sie dazwischen ausgedehnte Entspannungspausen ein, bei denen Sie einfach die Seele baumeln lassen. Wenn Sie noch nie in der Sauna waren und daher unsicher sind, lassen Sie sich beim ersten Mal ruhig von einem Bekannten mitnehmen, denn ein erfahrener Saunagänger kann Ihnen sicher einige wertvolle Tips geben. Übrigens steigert Saunabaden nicht nur das Wohlbefinden, sondern stärkt auch das Immunsystem.

Dem Schnupfen was husten - Erkältung & Co.

Nicht abwarten, sondern vorbeugen

Die Nase läuft, der Hals kratzt, die Glieder schmerzen - wer kennt sie nicht, die Erkältung? Jeder hat sie schon einmal gehabt, und jeder wünscht sich, nie wieder damit belästigt zu werden. Statistisch gesehen erwischt die lästige Begleiterscheinung des Winters jeden Menschen drei- bis fünfmal pro Jahr. Dennoch braucht niemand untätig abzuwarten, bis er wieder einmal an der Reihe ist. Ganz im Gegenteil: Wer aktiv vorbeugt, kann sich vor Erkältungen weitgehend schützen. Und selbst wenn Husten, Schnupfen & Co. doch einmal zugeschlagen haben, gibt es viele Wege, die Beschwerden mit sanften, aber wirkungsvollen Mitteln zu lindern.

Wie kommt es zur Erkältung?

Kälte macht noch keine Erkältung

Eine Erkältung wird eigentlich nicht unbedingt durch Kälte ausgelöst. Verursacht wird sie in erster Linie durch eine bestimmte Art von Viren. Gerade im Winter tummeln sich ganze Heerscharen dieser kleinen Krankheitserreger in der Luft, insbesondere dort, wo sich viele Menschen aufhalten. Mit jedem Atemzug gelangen unzählige Viren zur Nasenschleimhaut und versuchen dort, in den Körper einzudringen.

Normalerweise wehrt das Immunsystem diese Attacken mühelos ab. Doch ist die körpereigene Abwehr geschwächt, beispielsweise durch Unterkühlung, oder überfordert durch zu große Scharen von Krankheitserregern, können die Viren schon mal die Oberhand gewinnen. Gelingt es ihnen einmal, die Barriere der Schleimhaut zu überwinden, dann geht die Invasion erst richtig los, denn die Eindringlinge benutzen ein raffiniertes Manöver für den Angriff: Sie dringen in die Zellen der Schleimhaut ein und manipulieren sie derart, daß gleich an Ort und Stelle neue Viren produziert werden. So mobilisieren die Erkältungsviren erstens neue Legionen, und zweitens verschanzen sie sich gleichzeitig, damit der Körper sie nicht so einfach wieder los wird.

Invasion von innen

Das Immunsystem bleibt natürlich angesichts dieser Attacke nicht untätig, sondern ordnet Abwehrmaßnahmen an: Die Nasenschleimhaut beginnt mit der erhöhten Produktion von flüssigem Sekret, das den Feind hinausspülen soll - der Schnupfen ist da. Reicht diese Sekretion nicht aus, fängt der Körper an, Schleim in anderen Regionen wie zum

Kleinkrieg im Körper

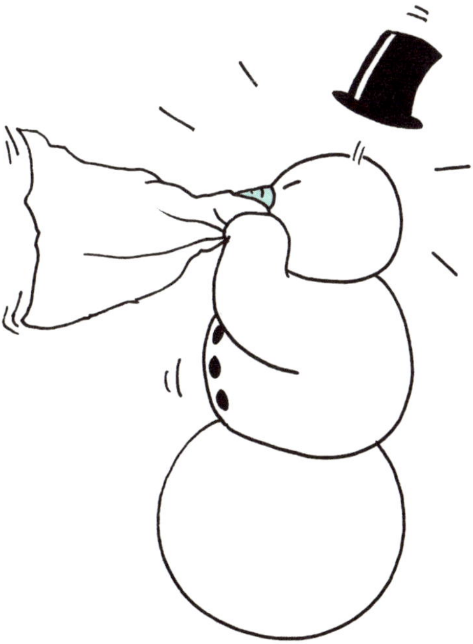

Beispiel in den Nasennebenhöhlen oder den Bronchien zu bilden und anschließend durch Husten oder Niesen wieder abzutransportieren.

Intelligentes Immunsystem: erkennt seine Feinde wieder

Hat man sich erstmal eine Erkältung eingefangen, so braucht das Immunsystem eine Weile, um wieder für Ruhe und Ordnung zu sorgen. Doch in dieser Zeit verrichtet es zusätzlich nützliche Arbeit, denn es lernt, seine Feinde wiederzuerkennen, so daß sie beim nächsten Mal chancenlos sind. Der Kleinkrieg im Körper hat also immer etwas Positives: Dieselben Erkältungsviren werden uns nie zweimal plagen.

Viren mit Tarnkappe

Daß wir uns trotz dieses intelligenten Immunsystems immer wieder erkälten, liegt an zwei Dingen: Einerseits werden immer wieder neue Viren aus der ganzen Welt eingeschleppt, die das Immunsystem einfach noch nicht kennt. Und andererseits sind auch die Viren nicht dumm: Sie setzen einfach eine „Tarnkappe" auf, das heißt, sie verändern ihr Aussehen, so daß das Immunsystem sie nicht mehr erkennt. Und gegen so hinterhältige Tricks ist unser Immunsystem machtlos.

Die richtige Vorbeugung

Ohne Frage: Das beste Mittel gegen Erkältungen ist, sie gar nicht erst entstehen zu lassen. Der sicherste Weg dazu wäre, sich daheim zu verbarrikadieren, statt sich der feindlichen Umwelt auszusetzen. Wer aber keine Lust auf derart drastische Maßnahmen hat, der kann auch zu anderen wirksamen Mitteln greifen, um zumindest das Risiko einer Infektion zu senken.

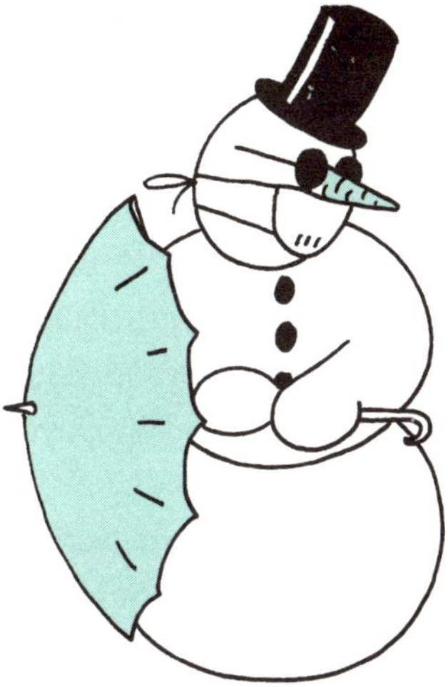

Aufbautraining für das Immunsystem

Das Immunsystem: unersetzlicher Schutz für die Gesundheit

Das beste Mittel gegen Erkältungen tragen wir bereits in uns - unser Immunsystem. Dieses ausgeklügelte System verschiedener Abwehrmechanismen ist Tag und Nacht damit beschäftigt, „seinen" Organismus vor schädlichen Einflüssen zu schützen - beispielsweise vor den unzähligen Viren und Bakterien, denen wir jeden Tag ausgesetzt sind. Es ist dabei so wirksam, daß kein noch so ausgeklügeltes Medikament und keine Therapie der Welt es ersetzen können.

Kampf gegen Viren und Bakterien gehört zum Alltag

Von der Arbeit, die unser Immunsystem tagtäglich leistet, bekommen wir im Normalfall nichts mit. Erst wenn es bereits zu spät ist und die kleinen Plagegeister schon auf dem Vormarsch sind, meldet sich unser Körper mit Warnsignalen wie Abgeschlagenheit, Kopf- oder Gliederschmerzen. Um so wichtiger ist es, unseren einzigartigen Schutz gegen Erkältungskrankheiten rechtzeitig aktiv zu unterstützen. Mit anderen Worten: Aufbautraining für das Immunsystem ist angesagt!

Warmhalten statt Erkälten

Mit Schal und Mütze unbesorgt in die Winterluft

Frische Luft tut dem Körper ausgesprochen gut, auch wenn es draußen kalt ist. Trotzdem ist es wichtig, sich warm anzuziehen, denn eine unnötige Unterkühlung kann den Körper schwächen und damit den Erkältungsviren den Weg ebnen. Dies gilt auch in der Übergangszeit im Herbst und im Frühling. Also rein in den dicken Winterpulli und die festen Schuhe! Wenn Sie sich dann noch mit einer Mütze oder einem Hut gegen den hohen Wärmeverlust am Kopf schützen, können Sie das herrliche Winterwetter unbeschwert genießen.

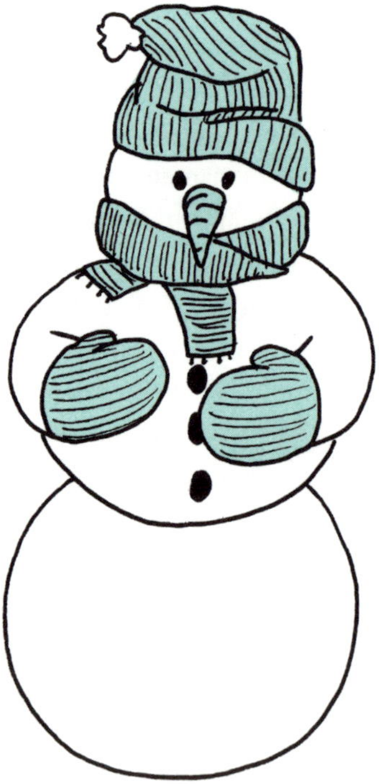

Abhärtung hilft

Schon Pfarrer Kneipp wußte, daß Temperaturwechsel zwischen Kalt und Warm das Immunsystem stärken. In der Zeit von Zentralheizungen, Heizdecken, warmem Leitungswasser und beheizten Autos werden wir solchen Temperaturschwankungen allerdings nur noch selten ausgesetzt. Damit die Abwehrmechanismen des Körpers nicht darunter leiden, ist Abhärtung angesagt, um Erkältungen vorzubeugen.

Heiß-kaltes Vergnügen für die Gesundheit

Natürlich muß niemand bei Minusgraden ein Loch in den zugefrorenen See hacken und ins Eiswasser springen. Die Wirksamkeit einer solchen Radikalkur ist ohnehin sehr zweifelhaft: Zu groß ist die Gefahr, sich zu unterkühlen. Viel bequemer und angenehmer geht's daheim und auf die sanftere Tour.

Für alle Wasseranwendungen gilt:

- Sie müssen regelmäßig durchgeführt wer den, um wirksam zu sein.
- Kalte Körperteile dürfen nie mit kaltem Wasser behandelt, sondern müssen erst aufgewärmt werden, beispielsweise durch ein ansteigendes Bad.
- Beenden Sie alle Kaltwasseranwendungen sofort, sobald Sie anfangen zu frösteln oder zu frieren. Ist Ihnen schon vor der Anwendung kalt, sollten Sie zu diesem Zeitpunkt ganz darauf verzichten.

Wechselduschen

Wechselduschen beleben, erfrischen und regen den Kreislauf an. Nach der warmen Dusche fährt man mit dem kühlen Wasserstrahl von der rechten Außenseite des Beines herab zum Knöchel und an der Innenseite wieder hinauf. Dieselbe Prozedur folgt dann nacheinander am linken Bein, aber am rechten und linken Arm umgekehrt: außen von der Schulter zum Handrücken und innen wieder zur Achsel hinauf. Auf diese Weise werden die Akupunkturmeridiane aktiviert. Anschließend duschen Sie Bauch, Brust, Gesicht, Rücken und die Fußsohlen mit kreisenden Bewegungen ab. Wer mag, kann das Ganze drei- bis viermal wiederholen. Das Abtrocknen erfolgt dann in derselben Reihenfolge wie das kalte Abduschen.

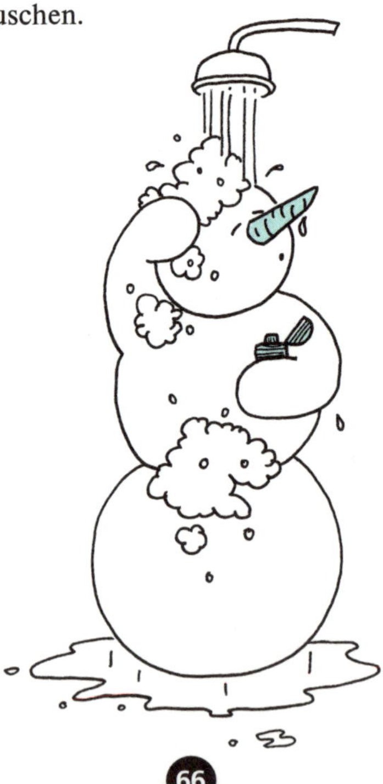

Waschen

Für alle, denen die Wechseldusche zu sehr nach Roßkur klingt oder die den Temperaturwechsel vom Kreislauf her nicht vertragen, gibt es eine angenehmere Alternative: Waschen Sie sich mit einem Waschlappen, und zwar erst die Arme, dann die Oberschenkel und zum Schluß Brust und Bauch. Wiederholen Sie diese Waschungen mehrere Male, und verringern Sie dabei die Wassertemperatur langsam. Danach sollten Sie Ihren Körper ordentlich trockenrubbeln und sich vielleicht sogar noch eine Bürstenmassage gönnen. Das regt die Durchblutung an.

Wassertreten

Das Wassertreten ist wohl die bekannteste Anwendung aus dem Fundus von Pfarrer Kneipp. Wenn gerade kein Bergbach zur Hand ist, füllen Sie die Badewanne bis eine Handbreit unter dem Knie mit kaltem Wasser. Steigen Sie dann hinein und marschieren Sie kräftig auf der Stelle. Dabei sollten Sie die Beine ganz aus dem Wasser heben. Nach etwa einer Minute können Sie sich wieder aufs Trockene begeben.

Sauna und Dampfbad

Die Sauna ist eine ideale Methode, um sich abzuhärten. Das Schwitzen bei hohen Temperaturen und die darauf folgende Abkühlung entschlacken und härten den Körper ab. Allerdings vertragen nicht alle Menschen die trockene Saunahitze. Weniger belastend für den Kreislauf ist ein Dampfbad, bei dem heißer Wasserdampf den Körper einhüllt.

Sowohl Sauna als auch Dampfbad sind tabu, wenn Sie Fieber haben oder Ihre Erkältungsbeschwerden über Husten und Schnupfen hinausgehen. Fragen Sie im Zweifelsfall sicherheitshalber vorher Ihren Arzt um Rat.

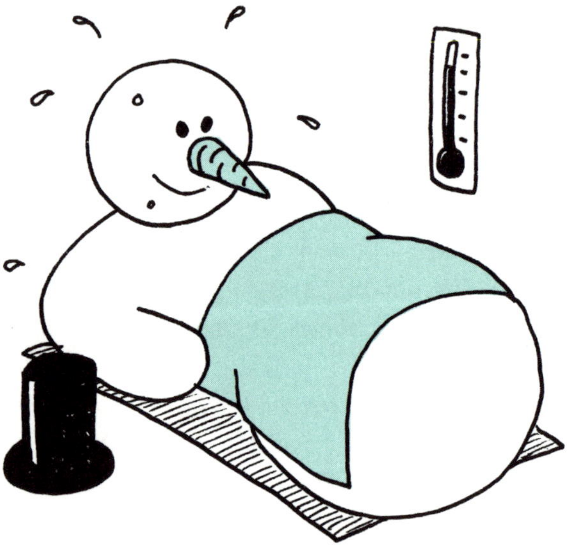

Die richtige Ernährung

Vitalstoffe: wichtig und gesundheitsfördernd

Die beste Grundlage für ein starkes Immunsystem ist eine ausgewogene Ernährung. Denn in der Nahrung stecken viele Stoffe, die auf unterschiedliche Art und Weise dazu beitragen, uns vor Infektionen zu schützen. Der Körper braucht diese Nährstoffe täglich in bestimmten Mengen, damit alle Abläufe reibungslos funktionieren.

Wer sich bei der Ernährung an die Devise „etwas von allem, aber alles in Maßen“ hält und hauptsächlich vollwertige, naturbelassene Lebensmittel zu sich nimmt, kann eigentlich kaum etwas falsch machen. Eine umfassende, abwechslungsreiche Ernährung bietet die beste Gewähr dafür, daß alle Vitalstoffe in ausreichendem Maße aufgenommen werden. Erst wenn einzelne Nahrungsmittelgruppen zu kurz kommen oder gar ganz weggelassen werden, entstehen Defizite, die das Immunsystem schwächen können.

Optimal: ausgewogene, vollwertige Ernährung

Leider läßt sich solch ein Mangel nicht so einfach mit Multivitamintabletten oder Mineralstoffpräparaten wieder ausgleichen, wie es die Werbung suggeriert. Das liegt daran, daß der Körper manche Substanzen nur in bestimmten Kombinationen gut aufnehmen kann, wie sie in der vollwertigen Nahrung vorkommen. Nahrungsergänzungsmittel sind nur dann sinnvoll, wenn Sie sich nicht normal ernähren oder wenn der Bedarf aufgrund einer beginnenden Erkrankung erhöht ist.

Besser ist es, den Körper gleich von Anfang an ausreichend mit allen Nährstoffen zu versorgen, damit erst gar kein Mangel entstehen kann. Die folgenden Tips können Ihnen dabei helfen:

Am besten: rundum alles essen

- Bevorzugen Sie Vollkornprodukte, denn sie liefern wichtige Vitamine, Mineralstoffe, Enzyme, Ballaststoffe, Spurenelemente, ungesättigte Fettsäuren und Aromastoffe, die in „weißem“ Mehl nicht mehr enthalten sind.
- Gemüse in rohem Zustand ist gesünder als heiß zubereitet. Essen Sie daher öfter einmal einen knackigen Salat anstelle von gekochtem Gemüse. Wenn Sie Gemüse heiß zube-

reiten, achten Sie darauf, es möglichst kurz und schonend mit wenig Wasser zu garen, damit die Vitamine erhalten bleiben.

- Versuchen Sie, sich fettarm zu ernähren. Ganz auf Fett verzichten sollten Sie allerdings nicht, denn es wird vom Körper für viele Abläufe benötigt, beispielsweise um bestimmte Vitamine zu transportieren oder um Energie zu liefern. Achten Sie jedoch darauf, sogenannte „gesättigte Fettsäuren" zu meiden, die vor allem in tierischen Fetten enthalten sind. Pflanzliche Fette sind dagegen meist reich an ungesättigten Fettsäuren, die - in Maßen genossen - die Gesundheit sogar fördern können.
- Zuviel Zucker erschwert die Aufnahme einiger Nahrungsbestandteile im Körper. Dadurch können Defizite entstehen, die das Immunsystem belasten. Verwenden Sie statt Fabrikzucker lieber Honig oder Ahornsirup, und vermeiden Sie übermäßig gesüßte Speisen.
- Essen Sie Obst möglichst als ganze Frucht, also ungeschält. Auch Zitrusfrüchte sind im ganzen genossen gesünder als ausgepreßt. Waschen Sie das Obst aber bitte vorher in heißem Wasser ab, um Konservierungsstoffe zu entfernen, es sei denn, Sie verwenden biologisch angebautes Obst.
- Ersetzen Sie mindestens zwei Fleischmahlzeiten in der Woche durch fleischlose Gerichte, die leichter verdaulich sind und fit machen. Gesundheitsfördernd sind beispielsweise Seefisch wegen des hohen Jodgehalts oder vegetarische Gerichte mit vielen Vitaminen.

Vitamine und Mineralstoffe

Vitamine und Mineralstoffe sind für das körperliche Wohlergehen unverzichtbar. Ohne sie können bestimmte Stoffwechselfunktionen nur vermindert oder gar nicht mehr ablaufen. Da unser Körper diese Stoffe nicht oder nicht in ausreichendem Maße selbst produzieren kann, müssen sie in der Regel mit der Nahrung aufgenommen werden.

Um im Winter Erkältungen zu trotzen, sollten Sie darauf achten, daß Ihr Bedarf an Vitaminen und Mineralstoffen stets gedeckt ist. In der infektionsgefährdeten Zeit kann der Körper zusätzlich zur ausgewogenen Ernährung durchaus die eine oder andere Extra-Dosis vertragen.

Im Winter darf's schon einmal ein bißchen mehr sein

Vitamin C

Vitamin C spielt eine wichtige Rolle bei der Stärkung des Immunsystems und bei der Vorbeugung und Behandlung von Erkältungen. Zwar lassen sich Infektionen auch mit hohen Vitamin-C-Gaben nicht absolut sicher vermeiden, aber sie treten weniger häufig auf und verlaufen weniger schwer.

Den Tagesbedarf an Vitamin C zu decken, fällt in der Regel nicht schwer, denn es ist in frischem Obst und Gemüse reichlich vorhanden. Zitrusfrüchte, Kiwis, Holunder- und Johannisbeeren, aber auch Paprika, Broccoli und Petersilie dürfen im Winter aufgrund ihres hohen Vitamin-C-Gehalts gerne öfter einmal auf dem Speiseplan stehen. Der unangefochtene Spitzenreiter ist der Sanddorn, dessen saure Früchte 200 bis 900 Milligramm Vitamin C pro 100 Gramm enthalten. Die Zitrone bringt es dagegen nur auf 53 Milligramm.

Speiseplan im Winter: Zitrusfrüchte, Kiwis, Beeren, Broccoli

Sanddorn: Spitzenreiter unter den Vitamin-Bomben

Vitamin C ist eines der wenigen Vitamine, bei denen die synthetisch hergestellte Form mit der natürlichen gleichwertig ist. Daher ist es auch möglich, den täglichen Bedarf durch Nahrungsergänzungsmittel zu decken. Unter seinem wissenschaftlichen Namen Ascorbinsäure ist das Vitamin in Tabletten- oder Pulverform in Apotheken erhältlich. Doch Vorsicht: Wie der Name schon andeutet, schmeckt reine Ascorbinsäure sehr, sehr sauer...

Sauer macht lustig...

Die Regel „viel hilft auch viel" gilt bei Vitamin C nur in Grenzen: Eine Überdosierung birgt zwar im Gegensatz zu manchen anderen Vitalstoffen keine Risiken, ist jedoch schlichtweg nutzlos, denn alles, was zuviel für den Körper ist, wird bei normaler Nierenfunktion unverändert wieder ausgeschieden.

Provitamin A / Vitamin A

Unterstützung für den „Erkältungs-Killer"

Provitamin A (Beta-Carotin) oder Vitamin A können die abwehrstärkende Wirkung von Vitamin C unterstützen. Der Tagesbedarf von etwa 1 Milligramm läßt sich vor allem durch Mohrrüben, Grünkohl, Spinat, Broccoli, Tomaten sowie Milch, Käse und Butter decken.

Während Provitamin A (Beta-Carotin) für den Körper völlig ungefährlich ist, kann eine langfristige höhere Zufuhr von Vitamin A zu Übelkeit, Brechreiz und Kopfschmerzen führen.

Zink

Das Spurenelement Zink spielt im Körper eine wichtige Rolle bei der Abwehr von Krankheitserregern: Es sorgt dafür, daß die körpereigenen Abwehrzellen aktiviert werden, um Viren und andere Erreger zu vernichten. Dabei genügen schon kleinste Mengen, ja Spuren (daher auch die Bezeichnung „Spurenelement“): Der Tagesbedarf beträgt lediglich 10 bis 15 Milligramm.

Die beste Methode für eine ausreichende Zinkversorgung ist eine ausgewogene Ernährung. Das Spurenelement findet sich in zahlreichen Nahrungsmitteln wie rotem Fleisch, Fisch, Meeresfrüchten, Weizenkeimen, Eiern, Milch oder Milchprodukten. Spezielle Zinkpräparate einzunehmen, ist nur dann sinnvoll, wenn tatsächlich ein Zinkmangel vorliegt, beispielsweise durch einseitige Ernährung, Alkoholkonsum oder Streß.

Mobilisiert die Abwehr: Spurenelement Zink

> Zinkpräparate sollten nicht eingenommen werden, ohne daß ein Arzt tatsächlich einen Mangel festgestellt hat. Denn bei einer Überdosierung kann es zu unangenehmen Nebenwirkungen wie Kopfschmerzen, Müdigkeit, Übelkeit und Erbrechen kommen.

Selen

Auch Selen hat eine unterstützende Funktion für das Immunsystem. Der Tagesbedarf ist mit nur 20-100 Mikrogramm äußerst gering. Das Spurenelement findet sich vor allem in Muskelfleisch, Meeresfrüchten, Vollkorn- und Sojaprodukten sowie in Kokosnüssen.

Schon in geringsten Spuren wirksam: Selen

Selen sollte nur dann als Nahrungsergänzungsmittel eingenommen werden, wenn ein Arzt einen akuten Selenmangel festgestellt hat, denn bei einer Überdosierung kann es schon ab 800 Mikrogramm zu chronischen Vergiftungen kommen. Anzeichen dafür sind brüchige Fingernägel, sprödes Haar, Haarausfall sowie Rötungen und Schwellungen der Haut. Außerdem kann sich eine Blutarmut (Anämie) entwickeln.

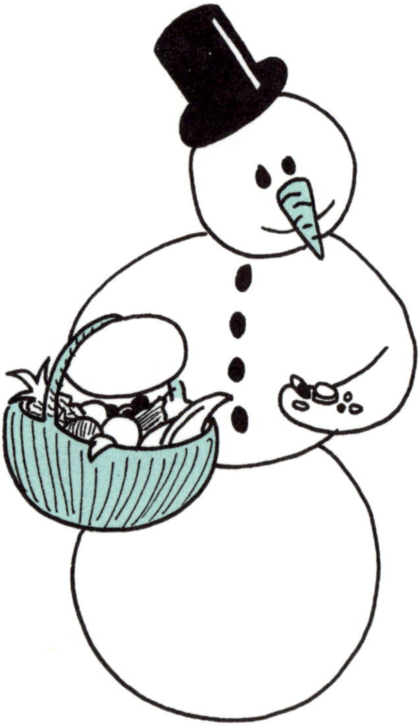

Heilpflanzen

Schutz vor Erkältungen aus der Natur

Die Natur hat eine Reihe von Heilpflanzen hervorgebracht, die das Immunsystem stärken. Die bekannteste von ihnen ist der rote Sonnenhut (Echinacea purpurea). Der Extrakt aus dieser Pflanze aktiviert die Abwehrkräfte des Körpers. Zusätzlich wirkt er gegen Bakterien und verhindert, daß Infektionen sich wiederholen. Der Echinacea-Extrakt ist in Tropfen- oder Tablettenform erhältlich und kann sowohl zur Vorbeugung als auch zur unterstützenden Behandlung von Erkältungen verwendet werden.

Einige Patienten reagieren allergisch auf den Sonnenhut-Extrakt und zeigen Reaktionen wie Hautausschlag, Juckreiz, Schwindelgefühl, in seltenen Fällen auch Gesichtsschwellung oder Atemnot. Sollte eines dieser Symptome bei Ihnen auftreten, nehmen Sie das Präparat nicht mehr ein und konsultieren Sie Ihren Arzt.

Ebenfalls stärkend auf das Immunsystem wirken Blüten und Blätter der Linde (Tilia platiphyllos / Tilia cordata). Als altes Hausmittel dient vor allem der Lindenblütentee, der sich nicht nur zur Schwitzkur eignet, wenn einen die Erkältung bereits erwischt hat, sondern auch zur Vorbeugung getrunken werden kann. Auch der Mistel (Viscum album) sagt man eine stimulierende Wirkung auf die körpereigene Abwehr nach.

Wenn Sie unter einer sogenannten Autoimmunerkrankung wie Rheuma oder Multipler Sklerose leiden, sollten Sie keine Mittel zur Stärkung des Immunsystems einnehmen, ohne zuvor mit Ihrem Arzt darüber gesprochen zu haben.

Grippe-Schutzimpfung - wann ist sie sinnvoll?

Ein kleiner Pieks für einen grippefreien Winter

Im Gegensatz zur Erkältung gibt es bei der „echten" Grippe (Influenza) die Möglichkeit, sich vorbeugend durch eine Schutzimpfung vor der Ansteckung zu schützen. Dabei gelangen abgeschwächte Grippeviren in den Körper, der daraufhin beginnt, spezielle Abwehrmaßnahmen zu entwickeln. Da die Viren bereits geschwächt sind, hat der Körper in der Regel keine Schwierigkeiten, mit den kleinen Plagegeistern fertigzuwerden. Greift nach der Schutzimpfung nun ein Grippevirus den Körper an, stehen seine Chancen schlecht: Das Immunsystem ist auf seine Ankunft schon bestens vorbereitet und entledigt sich des ungebetenen Gastes, bevor es zur Infektion kommen kann.

Alle Jahre wieder...

Leider ist nach der Grippeimpfung die Infektionsgefahr keineswegs für immer passé. Denn es gibt nicht nur einen Grippevirus, sondern einige hundert verschiedene, die sich dazu noch von Jahr zu Jahr wandeln. Gegen die so „getarnten" Viren ist der Körper wiederum machtlos, da er gegen die „neuen" Erreger noch keine Abwehrmaßnahmen entwickelt hat.

Aus diesem Grund wird jedes Jahr ein neuer Impfstoff entwickelt, sobald bekannt ist, wie sich die Viren in diesem

Jahr getarnt haben. Um einen dauerhaften Schutz zu erhalten, muß man sich also jedes Jahr wieder neu impfen lassen.

Notwendig ist eine Grippe-Schutzimpfung eigentlich nur bei besonders gefährdeten Personen, deren Immunsystem geschwächt ist. Dazu zählen beispielsweise alte oder kranke Menschen. Sinnvoll ist eine Impfung außerdem für Personen, die täglich mit einem großen Personenkreis in Berührung kommen, beispielsweise Pflegeberufler, Lehrer oder Kindergärtnerinnen. Wer nicht zu diesen Personenkreisen gehört, braucht die Schutzimpfung in der Regel nicht.

Nicht jeder muß sich impfen lassen

Eine Grippe-Schutzimpfung schützt nicht vor Erkältungen, sondern nur vor der echten Grippe (Influenza).

Die Feinde des Immunsystems

Wer sein Immunsystem auf Vordermann bringen will, darf die Feinde der körpereigenen Abwehr nicht vergessen. Nicht nur Bakterien und Viren, sondern auch eine Reihe von anderen Faktoren können das Immunsystem schwächen und so den Aufwand zur Vorbeugung zunichte machen. Umso besser, daß sich fast alle dieser schädlichen Einflüsse mit einfachen Mitteln ausschalten oder wenigstens einschränken lassen.

Nikotin, Alkohol, Umweltgifte

Nikotin, Abgase und andere Umweltgifte können das Immunsystem nachhaltig schwächen. Sie alle schädigen die Schleimhäute und erleichtern damit Viren und Bakterien das Spiel. Das beste Mittel dagegen ist, ihnen möglichst aus

Nicht gut: Rauchen, Trinken, Abgase

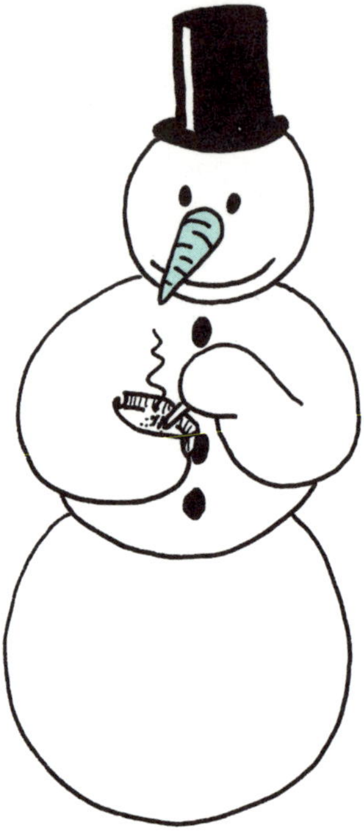

dem Weg zu gehen, indem man Gebiete mit hoher Belastung meidet, also beispielsweise nicht an einer Hauptverkehrsstraße spazierengeht. Konsequent bedeutet das natürlich für Raucher: Schluß mit den Zigaretten - Ihrem Immunsystem zuliebe!

Kippe weg - oder wenigstens für Ausgleich sorgen

Wenn Sie wirklich nicht auf das Rauchen verzichten können, sollten Sie zumindest Zigaretten und Aschenbecher mit auf den Balkon oder vor die Haustür nehmen, damit der Rauch die Zimmerluft nicht belastet. Lüften Sie regelmäßig und sorgen Sie für ausreichende Luftfeuchtigkeit (siehe Seite 79). Außerdem sollten Sie viel an der frischen Luft spazierengehen.

Auch der übermäßige Genuß von Alkohol belastet den Organismus und führt dadurch zu einer Schwächung der Abwehrkräfte.

Alkohol taugt in Wirklichkeit nicht zum „Aufwärmen“. Es entsteht zwar durch die angeregte Durchblutung ein Wärmegefühl. Dieses Gefühl täuscht jedoch darüber hinweg, daß durch die erweiterten Äderchen in der Haut mehr Wärme aus dem Körper entweicht, was leicht zur Unterkühlung oder gar zu Erfrierungen führen kann.

Trockene Luft, Klimaanlagen

Wenn die Heizung im Winter auf vollen Touren läuft, trocknet die Raumluft schnell aus. Auch Klimaanlagen können dazu beitragen, daß die Luft in der Wohnung austrocknet.

Eine ausreichende Luftfeuchtigkeit hilft, Erkältungskrankheiten vorzubeugen, denn eine zu trockene Umgebungsluft reizt die Schleimhäute von Nase, Mund und Atemwegen so sehr, daß sie nicht mehr einwandfrei arbeiten können. Zudem schweben in trockener Luft mehr Staubpartikel, die die Schleimhäute zusätzlich reizen. Und ist die natürliche Verteidigungsbarriere durch diese Faktoren erst einmal geschwächt, können Krankheitserreger entscheidend leichter in den Körper eindringen.

Feuchte Luft tut Schleimhäuten gut

Luftfeuchtigkeit

Der Wasseranteil in der Luft wird meistens durch die sogenannte relative Luftfeuchtigkeit angegeben. Als ideal gelten Werte zwischen 45 und 65 Prozent. Ist die Luft zu trocken, werden die Schleimhäute gereizt. Mögliche Folgen sind eine höhere Erkältungsanfälligkeit, allergische Reaktionen oder sogar Asthmaanfälle. Doch auch eine zu feuchte Luft kann problematisch werden, da in einem solchen Klima gesundheitsschädliche Schimmelpilze gedeihen. Sinnvoll ist daher die Anschaffung eines Hygrometers, das die relative Luftfeuchtigkeit mißt.

Die Luftfeuchtigkeit läßt sich schon mit relativ einfachen Mitteln wieder in den optimalen Bereich bringen:

Richtig lüften

Die einfachste und gleichzeitig billigste Methode, die Luftfeuchtigkeit zu erhöhen, ist das richtige Lüften. Sogar bei eisig kaltem Wetter muß die trockene Heizungsluft gegen frische, noch feuchte Luft von draußen ausgetauscht werden. Öffnen Sie deshalb insbesondere in den Schlafräumen die Fenster morgens und abends mindestens 30 Minuten lang - möglichst so, daß Durchzug entsteht. Sinnvoll ist es natürlich, die Heizung gleich von Anfang an ein paar Grad niedriger einzustellen und damit die Luft gar nicht erst zu sehr austrocknen zu lassen. In den Schlafräumen bleibt die Heizung am besten ausgeschaltet.

Zimmerpflanzen

Zimmerpflanzen schaffen ein gesundes Raumklima, denn sie verdunsten über ihre Blätter täglich bis zu einigen Litern Wasser und bringen so die Luftfeuchtigkeit buchstäblich in den „grünen Bereich“. Besprüht man die Blätter mit Wasser, kann man diese Wirkung sogar noch steigern. Besonders fleißige Feuchtigkeitsspender sind Areca- und Bergpalmen sowie Schwertfarne.

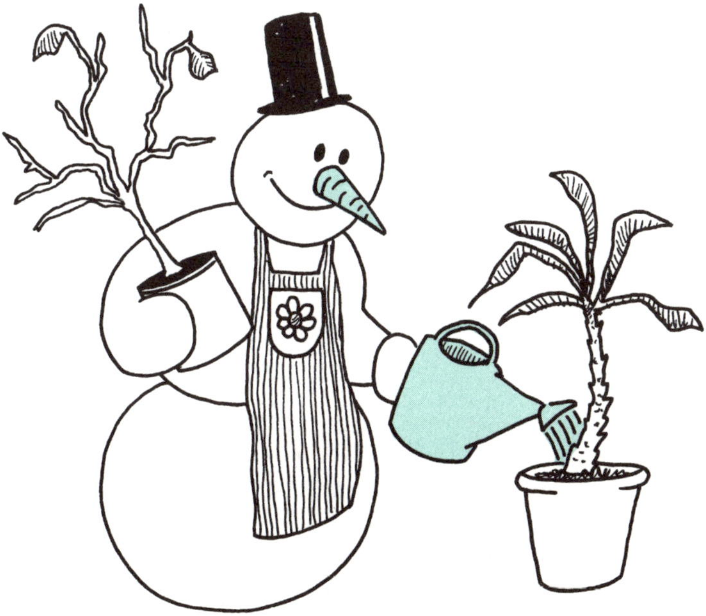

Wäsche trocknen

Die folgende Methode werden viele Vermieter wohl nicht gerade begrüßen, doch zur Erhöhung der Luftfeuchtigkeit ist sie bestens geeignet: Hängen Sie Ihre Wäsche zum Trocknen in der Wohnung auf. Denn mit jedem Gramm Wasser, das aus der Wäsche verdunstet, steigt die Luftfeuchtigkeit im Raum an. Und als angenehmer Nebeneffekt wird die Wäsche auch noch schnell trocken.

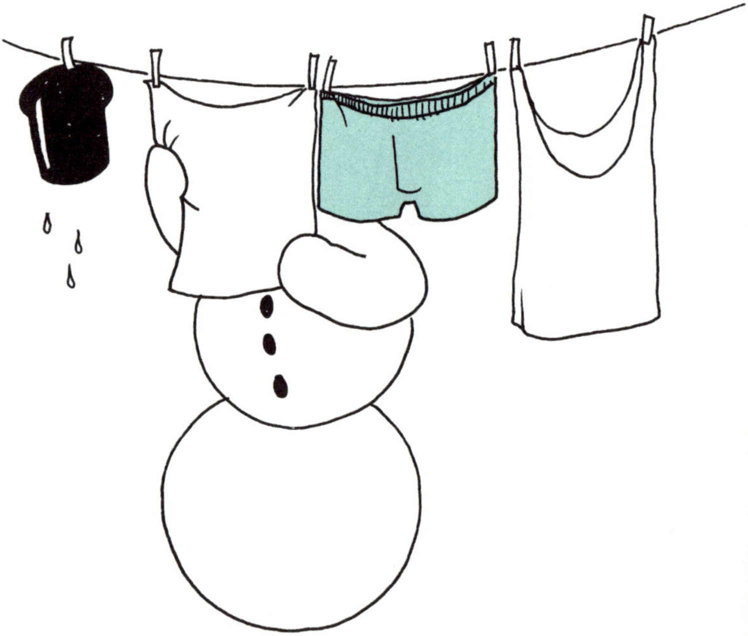

Luftbefeuchter

Auch Luftbefeuchter können die relative Luftfeuchtigkeit wieder in den optimalen Bereich bringen. Doch Vorsicht: Wasserbehälter, die lediglich an die Heizung gehängt werden, werden durch das warme, feuchte Klima schnell zum idealen Nährboden für Pilze, und die wiederum sind gar nicht gesund. Wenn Sie einen solchen Luftbefeuchter verwenden, sollten Sie das Wasser regelmäßig austauschen und den Behälter zwischendurch gut austrocknen lassen.

Elektrische Luftbefeuchter feuchten die Luft an und verteilen sie im Raum. Manche Modelle können zusätzlich auch Staub und allergieauslösende Partikel aus der Luft filtern. Doch auch bei elektrischen Geräten muß das Wasser regelmäßig gewechselt werden, damit sie sich nicht innerhalb kürzester Zeit zu einer Bakterienschleuder entwickeln. Achten Sie außerdem bei der Anschaffung auf niedrigen Stromverbrauch und das VDE-Prüfzeichen.

Vergessen Sie neben der Luftfeuchtigkeit die „innerliche Befeuchtung“ nicht: Trinken Sie viel, am besten Wasser oder ungesüßten Tee. Ein gesunder Mensch sollte ein bis zwei Liter Flüssigkeit am Tag zu sich nehmen.

Melancholie

Es ist keine neue Erkenntnis, daß Körper und Seele eng miteinander verbunden sind und sich gegenseitig intensiv beeinflussen. Die gesamte fernöstliche Medizin basiert auf diesem Wissen, das in letzter Zeit auch wieder verstärkt von Anhängern der westlichen Lehren zur Kenntnis genommen wird. Unbestritten ist zum Beispiel die Tatsache, daß sich Emotionen wie Streß, Ärger, Trauer oder Unzufriedenheit negativ auf die körpereigenen Abwehrkräfte auswirken können. Freude, innere Ruhe, Gelassenheit und Selbstvertrauen hingegen stärken das Immunsystem.

Kraft aus der Ruhe

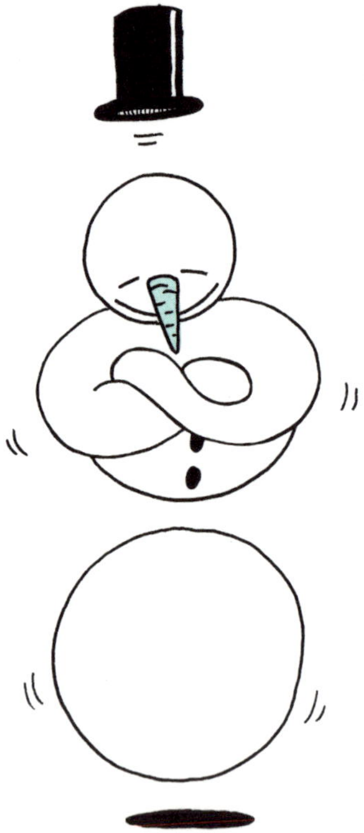

In einer Zeit, in der Streß, Hektik und Erfolgsdruck zum Alltag zählen, gerät das seelische Gleichgewicht jedoch bei vielen Menschen schnell einmal aus der Balance. Um so wichtiger ist es, auf den eigenen Körper zu achten und zu versuchen, innere Ruhe zu finden. Dabei helfen Entspannungstechniken wie beispielsweise autogenes Training, Yoga, Tai-Chi oder Meditation.
Schwieriger wird es, wenn der Auslöser für das seelische Tief nicht der alltägliche Streß und die Hektik, sondern die tiefgreifende Sorgen und Probleme sind. Nehmen

Sie in einer solchen Situation doch einmal Papier und Stift zur Hand und schreiben Sie alle Probleme auf, die Sie belasten. Überlegen Sie anschließend bei jedem Punkt ganz konkret, was Sie tun können, um Ihre Situation zu verbessern. Und wenn es nichts gibt, was Sie tun können, streichen Sie das betreffende Problem von der Liste: Sie sollten Ihre Energie nicht darauf verschwenden, sich über Dinge zu grämen, an denen Sie eh nichts ändern können.

Aufschreiben bringt Übersicht

Glücklich ist, wer vergißt,
was nun nicht zu ändern ist.

Haben Sie die Liste vollständig abgearbeitet, können Sie loslegen: Gehen Sie die Probleme eines nach dem anderen zielstrebig an, anstatt ihnen auszuweichen oder sich gar damit abzufinden. Allein das Gefühl, nicht untätig zuzusehen, sondern aktiv etwas zu unternehmen, kann schon ausreichen, um das seelische Tief zu bewältigen.

Versuchen Sie außerdem, allen Dingen etwas Positives abzugewinnen und Negatives nicht überzubewerten. Optimismus läßt sich lernen - und eine gehörige Portion davon erleichtert das Leben ungemein.

Optimisten leben nicht länger, aber glücklicher

In schweren Fällen kann es sinnvoll sein, einen Therapeuten zu Rate zu ziehen. Er kann Sie dabei unterstützen, einen Ausweg aus der Krise zu finden, und hilft Ihnen, wieder Mut, Vertrauen und Selbstbewußtsein zu schöpfen.

Früherkennung: Gefahr erkannt - Gefahr gebannt

Keine Gnade für Erkältungen!

Am leichtesten läßt sich eine Erkältung in den Griff bekommen, wenn Sie sie schon im Keim ersticken, sobald sie sich nur ankündigt. Schon bei den ersten Vorboten wie Kopf- und Gliederschmerzen oder Abgeschlagenheit sollten Sie entsprechend reagieren und die Selbstheilungskräfte Ihres Körpers aktivieren:

- Gönnen Sie sich viel Ruhe. Vermeiden Sie alle Anstrengungen, gehen Sie früh zu Bett und schlafen Sie sich gesund. Bleiben Sie ruhig einen Tag zu Hause, wenn Ihr Beruf dies zuläßt: Wenn Sie sich schnell auskurieren, nützt das auch Ihrem Arbeitgeber mehr, als wenn Sie eine Woche lang wegen Krankheit ausfallen.
- Schwitzen Sie die beginnende Erkältung einfach aus. Wickeln Sie sich dazu in eine warme Decke und trinken Sie heißen Holunder- oder Lindenblütentee. Wenn Sie etwa eine halbe Stunde lang geschwitzt haben, sollten Sie sich kurz warm abduschen und anschließend mindestens zwei Stunden ruhen. Eine solche Schwitzkur wirkt übrigens am späten Nachmittag am besten.

Lindenblütentee / Holunderblütentee

Übergießen Sie einen Teelöffel Lindenblüten bzw. einen Eßlöffel Holunderblüten mit einem Viertelliter kochendem Wasser. Fünf Minuten ziehen lassen und anschließend abseihen. Sie können den Tee mit etwas Honig süßen und mit Zitronensaft ansäuern.

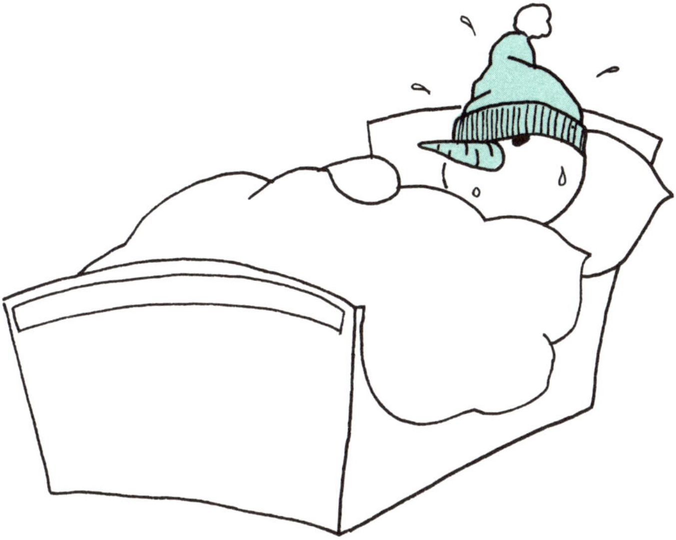

- Unterstützen Sie Ihr Immunsystem, indem Sie viele Vitamine zu sich nehmen, am besten durch frisches Obst. Eine Extraportion reines Vitamin C, das Sie in Tabletten- oder Pulverform in der Apotheke bekommen, kann in dieser Situation auch nicht schaden. Ergänzend können Sie Echinacea-Präparate einnehmen, die die körpereigene Abwehr unterstützen.
- Trinken Sie mindestens zwei Liter Wasser oder Tee am Tag. Ihr Körper braucht jetzt mehr Flüssigkeit.
- Meiden Sie Tabakrauch und Alkohol, denn diese Genußgifte belasten Ihren Körper zusätzlich.

Wenn es dann doch passiert ist: was wirklich hilft

Es ist also doch passiert: Die Nase läuft, der Hals kratzt - Sie haben sich erkältet. Die folgenden Kapitel zeigen Ihnen, was Sie tun können, um die Beschwerden sanft, aber wirksam zu lindern und möglichst schnell wieder auf die Beine zu kommen.

Besondere Hinweise zur Behandlung von Kindern sind mit dem Symbol gekennzeichnet.

Allgemeine Erkältungsbeschwerden

Fieber

Fieber ist keine Krankheit, sondern eine durchaus sinnvolle Abwehrmaßnahme des Körpers, um sich der Erkältungsviren zu entledigen. Diese können nämlich der erhöhten Körpertemperatur nicht standhalten und sterben daher ab. Trotzdem ist das Fieber unangenehm, denn oft treten Beschwerden wie Gliederschmerzen, Schwächegefühl, Berührungsempfindlichkeit der Haut, Appetitlosigkeit oder Schüttelfrost auf.

Fieber messen - aber richtig!

Es gibt viele verschiedene Methoden, um Fieber zu messen: im Mund (oral), unter dem Arm (axillar) oder im After (rektal). Neuerdings gibt es auch Geräte, die die Temperatur im Ohr messen. Je nachdem, wo man mißt, bekommt man allerdings unterschiedliche Werte: So liegt beispielsweise die rektal gemessene Temperatur um ca. 0,5 Grad Celsius höher als in Mund und Ohr. Daher sollten Sie sich für eine Methode entscheiden und dabei bleiben, um die Werte vergleichen zu können.

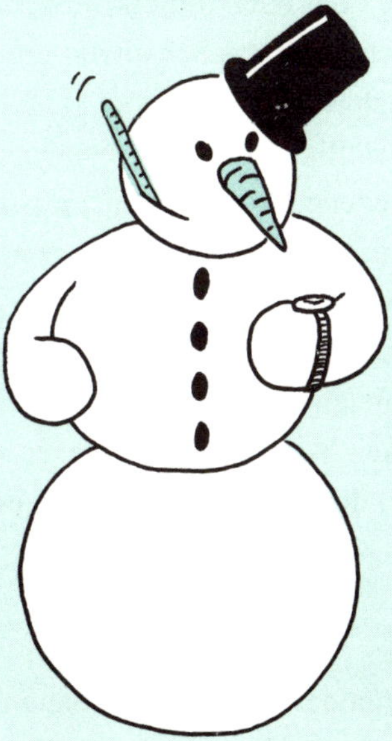

Grundsätzlich gelten bei der Messung im Mund Temperaturwerte bis 37,5 Grad Celsius als normal, zwischen 37,6 und 38,5 Grad Celsius als erhöhte Temperatur. Erst bei höheren Werten spricht man von Fieber. Bei Körpertemperatur über 41 Grad Celsius besteht Lebensgefahr.

Was kann ich dagegen tun?

Die wichtigste Maßnahme bei Fieber ist Ruhe, am besten sogar **Bettruhe**. Denn die erhöhte Temperatur ist zwar eine notwendige Abwehrreaktion, belastet aber den Körper dennoch. Also verrichten Sie auf gar keinen Fall anstrengende Arbeit und verzichten Sie auch auf sportliche Betätigung.

Achten Sie darauf, den Körper warmzuhalten, denn Kälte belastet den ohnehin schon geschwächten Organismus zusätzlich. Eine **Schwitzkur** mit Holunder- oder Lindenblütentee (siehe S. 86) stärkt die angeschlagenen Abwehrkräfte und hilft Ihnen, schneller wieder auf die Beine zu kommen. Trinken Sie in jedem Fall viel Tee oder Mineralwasser, um den starken Flüssigkeitsverlust durch das Schwitzen und die erhöhte Atemfrequenz auszugleichen.

Sinnvoll ist auch die frühzeitige Einnahme **homöopathischer Mittel**. Es gibt verschiedene Kombinationspräparate, aber auch eine Reihe von Einzelpräparaten, die ganz speziell anhand der Begleitbeschwerden ausgewählt werden. Das setzt gewisse Kenntnisse voraus, die man sich aber durchaus auch als Nichtmediziner aneignen kann. Ein homöopathisch geschulter Heilpraktiker, Arzt oder Apotheker wird Ihnen in jedem Fall gerne bei der Auswahl eines geeigneten Mittels behilflich sein.

Fieber senken oder nicht?

Da eine erhöhte Körpertemperatur eine durchaus wünschenswerte Abwehrmaßnahme des Körpers ist, sollte man bei leichtem Fieber noch keine Maßnahmen zur Senkung ergreifen, sondern abwarten und die Temperatur regelmäßig überprüfen. Erst wenn Ihre Körpertemperatur 39 Grad Celsius überschreitet, das Fieber länger andauert oder Sie zu Fieberkrämpfen neigen, sind Mittel wie **Wadenwickel** oder **Abkühlungsbäder** angesagt. Es gibt auch Medikamente zur Fiebersenkung, besonders bewährt haben sich bei Erwachsenen die Schmerzmittel **Paracetamol** sowie **Acetylsalicylsäure**. Diese Medikamente helfen gleichzeitig auch gegen Gliederschmerzen.

Bei Kindern sollte die Körpertemperatur alle zwei Stunden kontrolliert werden. Steigt das Fieber auf über 39 Grad Celsius oder hält es länger als drei Tage an, sollten Sie einen Arzt aufsuchen. Zur Fiebersenkung sollte bei Kindern zunächst keine Acetylsalicylsäure angewendet werden, da es in äußerst seltenen Fällen eine lebensgefährliche Leber-Hirn-Erkrankung (Reye-Syndrom) auslösen kann. Statt dessen sollten Hausmittel wie feuchte, kalte **Wadenwickel**, lauwarme **Brust- und Bauchwickel** oder aber **Paracetamol-Zäpfchen** verwendet werden.

Wann zum Arzt?

Erwachsene sollten einen Arzt aufsuchen, wenn das Fieber mehrere Tage andauert oder über 40 Grad Celsius steigt.

Kopfschmerzen

Es gibt viele Dinge, die Kopfschmerzen hervorrufen können. Im Zusammenhang mit einer Erkältung treten sie meist als Begleiterscheinung einer Entzündung der Nasennebenhöhlen auf.

Was kann ich dagegen tun?

Das beste Heilmittel gegen Kopfschmerzen sind **Ruhe** und **Entspannung**. Versuchen Sie, sich auszuschlafen, denn danach sind die Kopfschmerzen meist verschwunden oder zumindest deutlich gelindert. Sanfte Wirkung entfalten auch **Pfefferminzöl** oder **Melissengeist**, wenn einige Tropfen davon auf Schläfen, Stirn und hinter den Ohren aufgetupft werden. Auch Wärme kann dazu beitragen, die Schmerzen zu lindern. Probieren Sie einmal aus, ob die Bestrahlung mit einer **Rotlichtlampe** bei Ihnen Wirkung zeigt. Ebenso lassen sich mit Kälte gute Wirkungen erzielen, beispielsweise durch einen **Kopfwickel**. Achten Sie jedoch darauf, sich nicht zu verkühlen: Wenn der Kopf unangenehm kalt wird, ist es höchste Zeit, sich aufzuwärmen.

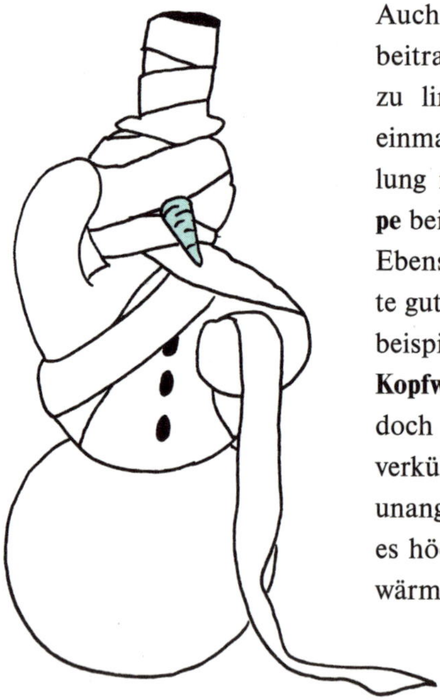

Kopfwickel

Tränken Sie ein Leinentuch mit kaltem Wasser und legen Sie es um den Kopf. Dies geht am besten, indem Sie das Tuch zum Dreieck falten und so mit der langen Seite an der Stirn anlegen, daß die mittlere Spitze über dem Kopf liegt. Kreuzen Sie die seitlichen Zipfel einmal hinter dem Kopf und stecken Sie die Enden vorne an der Stirn fest. Anschließend wickeln Sie ein trockenes Handtuch darum und lassen den Wickel bis zu einer Stunde wirken.

Eine weitere nicht-medikamentöse Behandlungsform bei Kopfschmerzen ist die **Kopfmassage**. Dabei werden die in der Akupressur bekannten „Kopfschmerzpunkte“ durch Druck und kreisende Bewegungen mit den Fingerkuppen sanft stimuliert. Die wirksamsten Punkte liegen in der Stirnmitte, an den Schläfen, zwischen den Augenbrauen, in der Vertiefung hinter den Ohren sowie am Ansatzpunkt zwischen Kopf und Genick.

Wenn alles nichts hilft, können Sie immer noch auf ein **Schmerzmittel** zurückgreifen, beispielsweise auf homöopathische Kombinationspräparate wie dolor-loges® oder Gelsemium Oligoplex®. Gerade bei Erkältungen sind ansonsten auch Kopfschmerztabletten geeignet, die zusätzlich Vitamin C enthalten und so auch das Immunsystem unterstützen.

Muskel- und Gliederschmerzen

Muskel- und Gliederschmerzen treten oft im Zusammenhang mit fiebrigen Erkältungskrankheiten auf: Man fühlt sich wie gerädert, alle Knochen tun weh, und man mag sich kaum bewegen.

Was kann ich dagegen tun?

Unser Schmerzbewußtsein wird durch viele Faktoren beeinflußt. Auch die Psyche spielt eine große Rolle dabei, wie wir Schmerzen wahrnehmen. Daher ist es in erster Linie wichtig, sich zu **entspannen**, wenn möglich auch zu schlafen.

Bei Muskel- und Gliederschmerzen zeigen vor allem **Cremes** und **Salben** mit pflanzlichen Inhaltsstoffen gute Wirkung. **Minzöl** in die Haut eingerieben lindert die schlimmsten Beschwerden, ebenso wie **Melissengeist**. **Franzbranntwein** regt zudem noch den Kreislauf an.

Reichen pflanzliche Mittel nicht aus, so gibt es auch Salben, die **schmerzlindernde Substanzen** wie Ibuprofen oder Salicylsäure enthalten. Zur innerlichen Anwendung gibt es bei Abgeschlagenheit und Gliederschmerzen auch homöopathische Mittel, beispielsweise Eupatorium Oligoplex®-Tropfen. Und bei stärkeren Beschwerden bleibt immer noch der Griff zur **Schmerztablette**.

Wenn die Nase läuft...

Schnupfen

Ein Schnupfen kündigt sich durch die typische laufende Nase an. Mit dieser erhöhten Produktion von flüssigem Sekret versucht der Körper, die angreifenden Viren loszuwerden, indem er sie einfach „ausschwemmt", ehe sie sich richtig ansiedeln können. Ist das Sekret zähflüssig, so verursacht es eine „verstopfte" Nase samt der damit verbundenen Probleme beim Luftholen.

Was kann ich dagegen tun?

„Unbehandelt dauert ein Schnupfen zwei Wochen, mit Hilfe des Arztes vierzehn Tage" - in diesem Spruch steckt viel Wahres. Tatsächlich aber läßt sich die Dauer eines Schnupfens meiner Erfahrung nach gut mit homöopathischen Mitteln beeinflussen. Und zudem gibt es viele Mittel, mit denen man in dieser Zeit zumindest die lästigen Beschwerden lindern kann.

Grundsätzlich gilt auch beim Schnupfen: viel Ruhe und keine körperliche Anstrengung, denn der Körper braucht viel Kraft, um mit den Viren fertigzuwerden. Halten Sie sich warm, trinken Sie viel und gönnen Sie sich ruhig eine Extraportion Vitamin C - wenn Ihr Körper es irgendwann braucht, dann jetzt.

Um die laufende Nase zu beruhigen, gibt es verschiedene Mittel. Das bekannteste ist das **Kamillendampfbad**, das entweder mit Schüssel und Handtuch wie zu Omas Zeiten oder mit einem speziellen Inhalator aus der Apotheke durchgeführt werden kann. Übergießen Sie eine Handvoll Kamil-

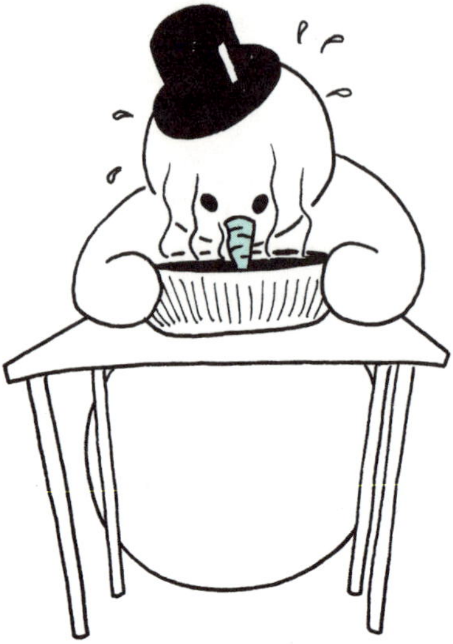

lenblüten mit heißem Wasser und inhalieren Sie anschließend den Dampf mit tiefen, gleichmäßigen Atemzügen. Aber Vorsicht: Anfangs können die entstehenden Dämpfe sehr heiß sein!

Auch **Heilpflanzenöl** macht die Nase frei und läßt Sie wieder durchatmen. Sie können es zum Inhalieren verwenden, ein wenig davon auf die Oberlippe tupfen oder einfach ein paar Tropfen auf ein Tuch geben und es über die Heizung hängen. Ähnlich wirken **Aromalampen**: Dort befindet sich über einem Teelicht eine Verdampferschale, in die ein wenig Wasser sowie ätherische Öle gegeben werden. Durch die Wärme verdunsten die Öle und verteilen sich im ganzen Raum. Bei Schnupfen eignen sich vor allem Eukalyptus und Minze.

Bei Kindern, insbesondere bei Säuglingen und Kleinkindern, sollten ätherische Öle nur stark verdünnt angewandt werden!

Eine weitere wirksame Methode, um die Nase zu befreien, ist die **Kochsalzspülung**. Dafür wird zunächst eine Messerspitze Kochsalz in einem halben Glas Wasser aufgelöst. Füllen Sie die Flüssigkeit dann in eine Plastikspritze und träufeln Sie sie in die Nase. Wenn die Mischung stimmt, verursacht die Salzlösung höchstens ein leichtes Brennen. Anschließend sollten Sie sich die Nase gründlich putzen.

Auch mit **homöopathischen Mitteln** wie beispielsweise Cefaluffa® in Tropfen- oder Tablettenform, Luffa comp.®-Tropfen oder Euphorbium comp.®-Nasentropfen lassen sich die lästigen Schnupfenbeschwerden lindern.

Und wenn die Nase durch das ständige Schneuzen rot und wund geworden ist, helfen gewöhnliche **Wund- und Heilsalben**, beispielsweise mit dem Wirkstoff Dexpanthenol. Sie pflegen die strapazierte Haut und lassen sie schneller heilen. Achten Sie außerdem darauf, möglichst weiche Papiertaschentücher zu verwenden, um die Nase nicht noch zusätzlich zu reizen.

Abschwellende Nasentropfen oder Sprays, die die verstopfte Nase befreien, sollten nur in Ausnahmefällen angewendet werden, beispielsweise wenn Sie einen wichtigen Termin haben, den Sie nicht verschieben können. Benutzen Sie sie auf keinen Fall länger als zwei bis drei Tage, denn sonst kann es passieren, daß die Schleimhäute nach dem Absetzen des Mittels stärker anschwellen als zuvor. Über längere Zeit eingenommen können Nasentropfen oder -sprays sogar die Schleimhaut schädigen.

Wann zum Arzt?

Wenn der Schnupfen länger als eine Woche dauert oder andere Beschwerden wie beispielsweise Fieber oder Ohrenschmerzen hinzukommen.

Nasenbluten

Nasenbluten entsteht durch eine Verletzung der feinen Blutgefäße der Nasenschleimhaut. Diese Verletzungen können beispielsweise durch trockene Luft oder zu starkes Schneuzen hervorgerufen werden.

Was kann ich dagegen tun?

Am besten hilft immer noch das alte Hausmittel: Kopf nach vorne, Nase mindestens zehn Minuten lang zudrücken (Wecker stellen!) und einen kalten Waschlappen ins Genick. Die Kälte bewirkt, daß sich die Blutgefäße im Kopf zusammenziehen und hilft so, die Blutung zu stoppen. Anschließend sollten Sie sich mehrere Stunden lang möglichst wenig schneuzen, damit die Verletzung verheilen kann.

Wann zum Arzt?

Manchmal kommt es vor, daß ein und dasselbe Blutgefäß immer und immer wieder platzt und ständig Nasenbluten verursacht. In einem solchen Fall kann man das betreffende Gefäß veröden (verschließen) lassen. Fragen Sie am besten Ihren Arzt um Rat.

Entzündung der Nasennebenhöhlen

Eine Entzündung der Nasennebenhöhlen, auch Sinusitis genannt, macht sich durch ein Druckgefühl und Schmerzen im Bereich der Stirn (Stirnhöhlenentzündung) oder unterhalb der Augen (Kieferhöhlenentzündung) bemerkbar. Das Druckgefühl verstärkt sich, wenn Sie aufstehen oder sich nach vorne beugen. Verursacht wird der Druck dadurch, daß Viren und Bakterien in die Nebenhöhlen der Nase gelangt sind und dort eine verstärkte Produktion von Sekret bewirken. Die Schleimhäute schwellen an, so daß das Sekret nicht mehr ungehindert abfließen kann.

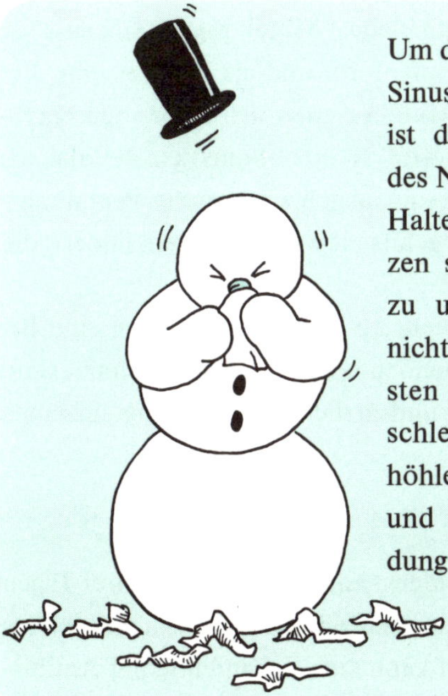

Um die Entstehung einer Sinusitis zu vermeiden, ist die richtige Technik des Naseputzens wichtig: Halten Sie beim Schneuzen stets ein Nasenloch zu und schnauben Sie nicht zu heftig. Ansonsten kann der Nasenschleim in die Nebenhöhlen gedrückt werden und dort eine Entzündung verursachen.

Was kann ich dagegen tun?

In erster Linie helfen bei einer Entzündung der Nasennebenhöhlen dieselben Dinge wie bei einem Schnupfen (siehe S. 95): Ruhe, Wärme, viel Flüssigkeit und nicht zu trockene Raumluft, um die Schleimhaut nicht zusätzlich zu reizen. Regelmäßiges **Inhalieren** mit Kamillenblüten hilft zudem, den Schleim zu lösen. Oft ist bei einer Sinusitis allerdings ein Dampfbad mit Schüssel und Handtuch wie zu Omas Zeiten sogar angenehmer als das Inhalieren mit einem speziellen Gerät, da auf diese Weise die Nebenhöhlen direkt erwärmt werden. Auch die Bestrahlung mit einer **Rotlichtlampe** tut oft gut und lindert den schlimmsten Druck.

Ein bewährtes pflanzliches Mittel gegen Sinusitis ist Sinupret®, das es in Tropfenform und als Dragées gibt. Bei den homöopathischen Mitteln eignen sich unter anderem Sinuselect®, Sinusitis Hevert® N oder Sinusyx®, die alle als Tropfen zu bekommen sind. Auch Cinnabaris Pentarkan®-Tabletten, die stündlich gelutscht werden sollten, lindern die Beschwerden.

Hält die Sinusitis mehrere Tage lang an, kann eine Behandlung mit abschwellenden **Nasentropfen** manchmal sinnvoll sein. Sie ist aber grundsätzlich keine Lösung auf lange Sicht (siehe S. 97).

Wann zum Arzt?

Wenn die Beschwerden nicht nach zwei bis drei Tagen von selbst verschwunden sind oder wenn zusätzlich hohes Fieber auftritt. Der Arzt kann eine Behandlung mit Antibiotika (siehe Kasten S. 111) verordnen, um die bakterielle Infektion zu beseitigen. Außerdem sollten Sie zum Arzt gehen, wenn Sie ungewöhnlich häufig unter Entzündungen der Nasennebenhöhlen leiden.

Mittelohrentzündung

Nicht nur die Nasennebenhöhlen, sondern auch die Ohren können bei einer Erkältung in Mitleidenschaft gezogen werden. Denn die Ohren sind mit dem Rachenraum über die sogenannte Eustachische Röhre verbunden. Gelangen Erkältungsviren in diesen Verbindungskanal, so können sie Entzündungen und Schwellungen hervorrufen. Oft kommt noch eine bakterielle Infektion hinzu, da das abgesonderte Sekret einen idealen Nährboden für Krankheitserreger bietet.

Typisches Anzeichen einer Mittelohrentzündung ist ein starker, stechender Schmerz im Ohr, der nachts zunehmen kann. Auch Hörstörungen und hohes Fieber können auftreten.

Mittelohrentzündungen kommen bei Kindern wesentlich häufiger vor als bei Erwachsenen. Gerade mit Kleinkindern sollte man bereits beim ersten Verdacht zum Arzt gehen, da sich ansonsten im weiteren Verlauf eine Hirnhautentzündung entwickeln kann.

Was kann ich dagegen tun?

Wichtig bei einer Mittelohrentzündung ist vor allem, den Ohren Wärme zuzuführen. Dies geht am einfachsten, indem Sie jedes Ohr mindestens 10 Minuten mit einer **Rotlichtlampe** bestrahlen. Anschließend sollten Sie einen Schal so um den Kopf binden, daß die Ohren bedeckt sind, um die Wärme noch eine Weile zu halten.

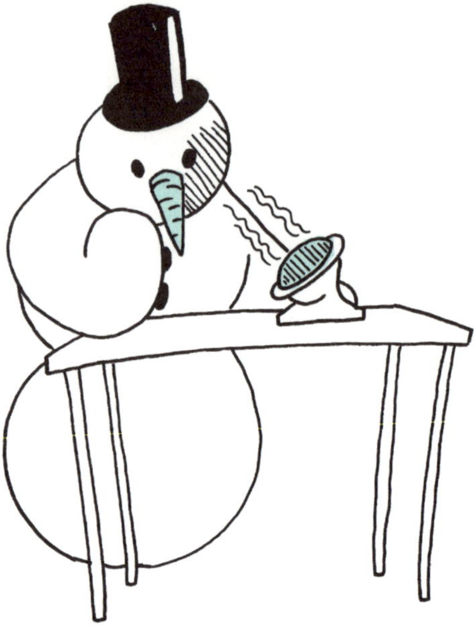

Nicht ganz so praktisch, aber noch wirkungsvoller sind **Zwiebelwickel** mit Wärmflasche, die auf die Ohren gelegt werden. Dazu wickeln Sie kleingehackte rohe Zwiebeln in ein Taschentuch und legen es auf das schmerzende Ohr, binden es mit einem Handtuch fest und legen eine Wärmflasche darauf.

Bei einer Mittelohrentzündung kann die Anwendung von abschwellenden **Nasentropfen** helfen, die Schwellung im Nasen-Rachenraum und damit auch in der Eustachischen Röhre zu lindern. Länger als drei Tage sollten sie jedoch nicht benutzt werden (siehe S. 97)

Wann zum Arzt?

Wenn Sie bei sich Anzeichen einer Mittelohrentzündung feststellen, sollten Sie in jedem Fall zum Arzt gehen. In den meisten Fällen verschreibt er ein Antibiotikum (siehe

Kasten S. 111). Wird im Mittelohr so viel eitriger Schleim produziert, daß der entstehende Druck sehr starke Schmerzen verursacht, muß der Arzt das Trommelfell punktieren, damit der Eiter abfließen kann. Bei Kindern geschieht dieser Eingriff im Krankenhaus unter Narkose. Der kleine Schnitt verheilt anschließend innerhalb von zwei Wochen von selbst. Manchmal wird auch ein sogenanntes Paukenröhrchen eingesetzt, das bei häufigen Mittelohrentzündungen für ungestörten Sekretabfluß sorgen soll.

Mundhöhle, Hals und Rachen

Halsschmerzen

Es beginnt meist mit einem leichten Kratzen, dann wird das Schlucken schmerzhaft und beschwerlich, bis schließlich sogar das Reden zur Qual wird. Manchmal bleibt die Stimme sogar ganz weg (siehe Heiserkeit, S. 106). Verursacht werden Halsschmerzen durch eine Entzündung im Rachenraum, bei der entweder die Erkältungsviren selbst oder bestimmte Bakterien, sogenannte Streptokokken, die Schleimhaut im Rachen angreifen.

Halsschmerzen können ein Anzeichen für eine Mandel- oder Rachenentzündung sein.

Was kann ich dagegen tun?

Gönnen Sie zunächst einmal Ihrem gereizten Hals etwas Schonung: Tragen Sie einen wärmenden Schal und trinken Sie viel, vor allem warme Tees, heiße Milch mit Honig sowie Mineralwasser. Fruchtsäfte sollten Sie meiden, denn die in ihnen enthaltene Fruchtsäure reizt den entzündeten Hals zusätzlich. Befeuchten Sie außerdem die Raumluft (siehe S. 97), denn auch trockene Luft belastet die Schleimhäute. Frische Luft hingegen tut Ihnen auch jetzt gut, gegen einen kleinen Spaziergang ist also nichts einzuwenden.

Um die Halsschmerzen zu lindern, eignen sich **Gurgellösungen** mit Heilkräutern, die die Entzündung im Rachen dämpfen. Am bekanntesten sind Kamille oder Salbei, aber auch andere entzündungshemmende Heilkräuter wie Arnika oder Malve eignen sich gut. Probieren Sie ruhig verschiedene Mischungen aus, bis Sie eine gefunden haben, die gut wirkt und Ihnen gleichzeitig gut schmeckt - wenn Sie schon krank sind, dürfen Sie sich auf jeden Fall Ihre Lieblings-Gurgellösung gönnen.

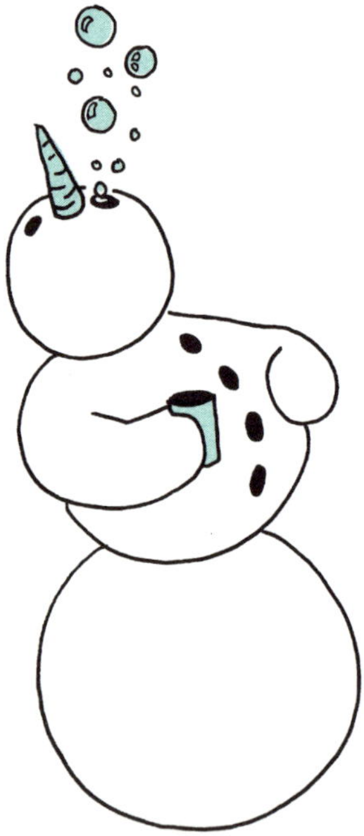

Rezepte für Gurgellösungen

Überbrühen Sie zwei Teelöffel der jeweiligen Mischung mit einem Viertelliter heißem Wasser und seihen Sie nach fünf bis zehn Minuten ab. Sobald die Flüssigkeit ausreichend abgekühlt ist, kann damit gegurgelt werden, am besten regelmäßig alle ein bis zwei Stunden. Nach dem Gurgeln sollten Sie den Hals mit einem Schal warmhalten. Die Mischungen eignen sich übrigens nicht nur als Gurgellösung, sondern entfalten auch als Tee ihre Wirkung, wenn auch nicht so intensiv.

- Kamillenblüten und Salbeiblätter
- Arnikablüten
- Kamillenblüten, Salbeiblätter, Malvenblätter und getrocknete Heidelbeeren
- Kamillenblüten, Fenchel, Malvenblätter und getrocknete Heidelbeeren

Auch von außen läßt sich etwas gegen Halsschmerzen tun, und zwar mit einem **Halswickel**. Tauchen Sie ein mehrfach in Längsrichtung zusammengefaltetes Leinentuch in kaltes Wasser und wickeln Sie es ausgewrungen und glattgestrichen um den Hals. Darüber kommt ein trockenes Leinentuch sowie ein wärmender Wollschal. Der Halswickel kann für mehrere Stunden oder sogar die ganze Nacht lang getragen werden.

Bei der Arbeit oder unterwegs ist ein Halswickel leider nicht besonders praktisch, und auch zum Gurgeln bietet sich meist wenig Gelegenheit. Wenn Sie dennoch aus dem Haus müssen, können Sie zwischendurch **Salbeibonbons** lutschen, die den schmerzenden Hals besänftigen. Manche Salbeibonbons enthalten außerdem Vitamin C, so daß gleichzeitig für das Wohl der Abwehrkräfte gesorgt ist. Auch **Salzpastillen** helfen, die Beschwerden zu lindern. Teure Halstabletten sind dagegen ihr Geld meist nicht wert, da die Wirkstoffe nicht konzentriert genug an die entzündeten Stellen gelangen, um eine spürbare Besserung zu verschaffen.

Gute Wirkungen lassen sich auch mit **homöopathischen Mitteln** wie zum Beispiel der Meditonsin® H-Lösung erzielen, wenn sie rechtzeitig eingenommen werden.

Wann zum Arzt?

Wenn die Beschwerden nach zwei bis drei Tagen nicht nachlassen, starke Schwellungen und Schluckbeschwerden hinzukommen oder Fieber über 39 Grad Celsius auftritt.

Heiserkeit

Im Zuge einer Halsentzündung kann es passieren, daß die Stimme heiser klingt oder gar ganz wegbleibt. Dahinter steckt eine Entzündung des Kehlkopfes, die nicht immer einfach zu behandeln ist, da die Wirkstoffe nur schwer dahin gelangen, wo sie helfen könnten.

Was kann ich dagegen tun?

Gegen Heiserkeit wirkt in erster Linie eines: nämlich den Mund halten. Je weniger Sie sprechen, desto weniger werden Stimmbänder und Kehlkopf belastet, und desto schneller kehrt Ihre Stimme wieder zurück. Auch sonst sollten Sie Ihren Hals schonen, indem Sie ihn warmhalten, viel trinken (warmen Tee, warme Milch oder Mineralwasser, keine Fruchtsäfte!) und trockene oder verrauchte Luft meiden.

Da Heiserkeit und Halsschmerzen meist Hand in Hand gehen, werden für die Linderung im großen und ganzen auch dieselben Hausmittel verwendet. Bei den **Gurgellösungen** sind Mischungen mit Malvenblättern besonders wirksam.

Schluckbeschwerden

Oft gesellen sich zu Halsschmerzen und Heiserkeit auch noch Beschwerden beim Schlucken. Dabei können die Schleimhäute im Rachenraum durch die Entzündung mitunter so stark anschwellen, daß das Schlucken nicht nur weh tut, sondern auch erheblich erschwert wird.

Was kann ich dagegen tun?

Neben den bei Halsschmerzen üblichen Maßnahmen hilft speziell bei Schluckbeschwerden ein **Tee** aus Kamille, Blutwurz und Malve. Mit der doppelten Menge der Heilkräutermischung zubereitet, ergibt sich eine lindernde **Gurgellösung**.

Tee gegen Schluckbeschwerden

Zwei Teelöffel einer Mischung aus Kamillenblüten, Blutwurz und Malvenblättern mit einem Viertelliter heißem Wasser überbrühen. Nach zehn Minuten abseihen und nach Belieben mit Honig süßen.

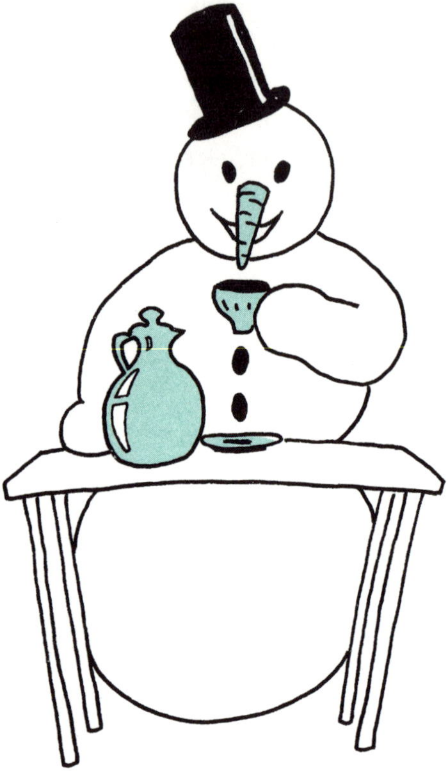

Wann zum Arzt?

Wenn die Beschwerden nicht nach wenigen Tagen von selbst nachlassen oder die Schluckbeschwerden so stark werden, daß Sie keine Nahrung mehr zu sich nehmen können.

Mandelentzündung

Eine Mandelentzündung äußert sich durch starke Halsschmerzen und Schluckbeschwerden, hinzu kommen häufig Kopfschmerzen und Fieber. Die Mandeln sind gerötet und angeschwollen, manchmal auch mit gelben Eiterpünktchen übersät. Verursacht wird eine Mandelentzündung meist von einer bestimmten Bakterienart, den sogenannten Streptokokken. Kinder sind in der Regel häufiger betroffen als Erwachsene.

Mandeln - entfernen oder nicht?

Die Mandeln spielen eine wichtige Rolle bei der Entwicklung des Immunsystems. Werden sie schon im frühen Kindesalter entfernt, so haben die Betroffenen meist länger und häufiger mit Infektionen zu kämpfen. Daher sollte man die Mandeln nie „vorbeugend" entfernen lassen, sondern nur dann, wenn ein triftiger Grund vorliegt, beispielsweise wenn eine Mandelentzündung auch in ärztlicher Behandlung nicht ausheilt oder öfter als viermal im Jahr auftritt.

Was kann ich dagegen tun?

Die Beschwerden einer Mandelentzündung lassen sich grundsätzlich mit den allgemeinen Hausmitteln gegen Halsschmerzen und Schluckbeschwerden lindern. Bei den **Gurgellösungen** hat sich vor allem folgende Mischung bewährt:

Gurgellösung bei Mandelentzündung

Kamillenblüten, Huflattichblätter, Fenchelfrüchte und getrocknete Heidelbeeren zu gleichen Teilen vermengen. Zwei Teelöffel der Mischung mit einem Viertelliter heißem Wasser überbrühen und fünf bis zehn Minuten ziehen lassen. Sobald die Flüssigkeit ausreichend abgekühlt ist, alle ein bis zwei Stunden damit gurgeln.

Weiterhin sollten Sie im warmen Bett bleiben und möglichst nur weiche Nahrung zu sich nehmen. Trinken Sie möglichst viel, aber verzichten Sie auf Fruchtsaft, denn er reizt die entzündeten Mandeln zusätzlich.

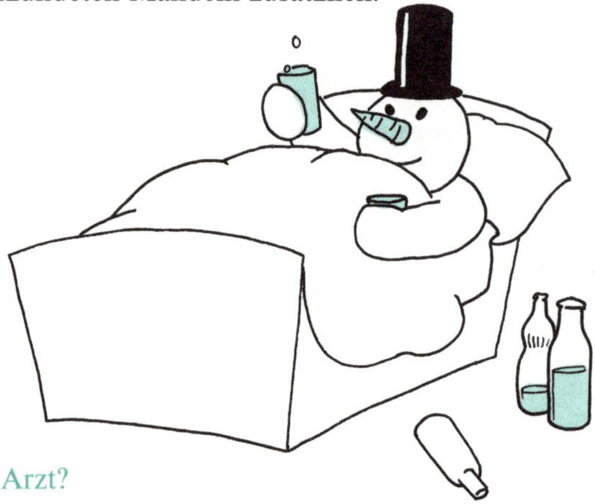

Wann zum Arzt?

Wenn sich helle Eiterpünktchen auf den Mandeln zeigen oder die Beschwerden nach zwei bis drei Tagen nicht nachlassen. Der Arzt kann mit Hilfe eines Abstrichs bestimmen, welche Krankheitserreger für die Entzündung verantwortlich sind und entsprechende Medikamente verordnen.

Antibiotika

Bei einer bakteriellen Infektion wie beispielsweise der Mandelentzündung sind Antibiotika das Mittel der Wahl. Diese Medikamente richten ihre Wirkung speziell gegen bestimmte Gruppen von Bakterien, indem sie deren Vermehrung hemmen oder sie ganz abtöten. Gegen Viren sind sie dagegen machtlos. Daher macht es auch keinen Sinn, einen normalen Schnupfen mit Antibiotika zu bekämpfen.

Nehmen Sie Antibiotika nie eigenmächtig ein, sondern nur nach Verschreibung, und halten Sie sich bei der Anwendung unbedingt an die Anweisungen Ihres Arztes. Das bedeutet: Nehmen Sie genau die vorgeschriebene Menge zur vorgeschriebenen Tageszeit für die vorgeschriebene Dauer der Behandlung. Oftmals tritt zwar schon nach ein bis zwei Tagen eine Besserung ein, doch um die Bakterien wirklich zuverlässig zu besiegen, muß das Antibiotikum noch einige Zeit darüber hinaus eingenommen werden. Geschieht dies nicht, so überleben einige Bakterien - und zwar die aggressivsten und stärksten, die robust genug waren, um die bisherige Behandlung zu überleben. Diese Bakterien vermehren sich wiederum - die Infektion flammt wieder auf. Bei der erneuten Behandlung kann es dann passieren, daß das Antibiotikum gegen die robusten Bakterien kaum noch oder sogar überhaupt nicht mehr wirkt.

Nehmen Sie Antibiotika nie zusammen mit Milch oder Milchprodukten ein, da ihre Wirksamkeit dadurch gemindert oder ganz aufgehoben werden kann. Besser ist ein großes Glas Wasser.

Husten und Bronchitis

Husten

Eigentlich ist Husten keine Krankheit, sondern ein Schutzreflex des Körpers. Er dient dazu, Fremdkörper aus den Atemwegen zu entfernen. Bei einer Infektion wird dieser Reflex jedoch nicht durch einen Fremdkörper ausgelöst, sondern durch das von den Schleimhäuten produzierte zähflüssige Sekret. Oftmals tritt der Husten gleich nach einem Schnupfen auf - gerade dann, wenn man sich eigentlich freut, die Erkältung endlich überstanden zu haben. Dies liegt daran, daß die Viren aus dem Nasen-Rachenraum recht einfach in die unteren Atemwege gelangen können, wenn - wie gerade bei einem Schnupfen - viel durch den Mund geatmet wird.

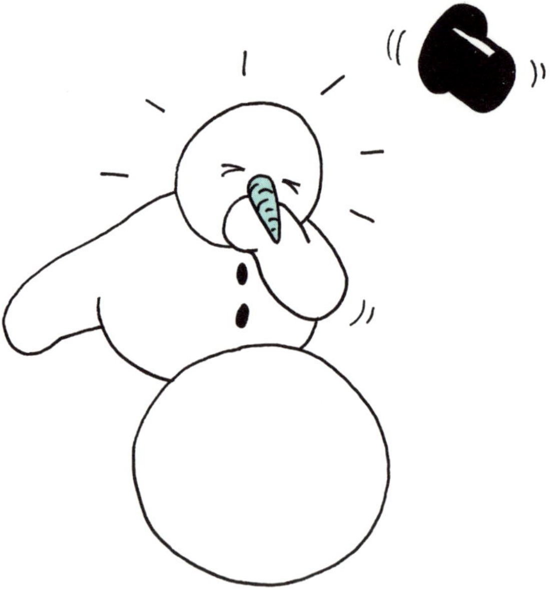

Je nach Art des Hustens unterscheidet man bei gewöhnlichen Erkältungen zwischen Reizhusten und produktivem Husten. Beim trockenen, harten Reizhusten werden nur geringe Mengen von Schleim abgesondert, da dieser noch zu zähflüssig ist. Beim produktiven Husten dagegen hat sich das Sekret so weit verflüssigt, daß es nach und nach abgehustet werden kann.

Gehen Sie bei starkem Husten mit hohem Fieber und einem schlechten Allgemeinbefinden sofort zum Arzt, denn diese Symptome können Anzeichen einer Lungenentzündung sein.

Was kann ich dagegen tun?

Die Behandlung des Hustens hat zwei Facetten: Einerseits sollte man versuchen, den Schleim zu lösen, damit man ihn leichter abhusten kann. Andererseits gilt es vor allem nachts, den lästigen Hustenreiz zu stillen, damit der Körper Erholung findet. Mittel zum Schleimlösen und zum Hustendämpfen sollten nie gleichzeitig angewendet werden, da sie genau gegensätzlich wirken.

Wenden Sie schleimlösende Mittel nach Möglichkeit nicht abends an, da sie das Abhusten fördern und somit das Einschlafen erschweren können.

Allgemein sollten Sie sich bei Husten schonen und trockene sowie verrauchte Luft meiden. Wichtig ist auch, daß Sie viel Flüssigkeit zu sich nehmen, damit sich der Schleim verflüssigt und abgehustet werden kann.

Schleimlösende Mittel

Eine Methode, um den zähen Schleim zu lösen, ist die **Inhalation** mit Heilpflanzenextrakten. Durch die heißen Dämpfe wird das zähe Sekret verflüssigt und kann leichter abgehustet werden. Besonders geeignet sind Kamille und Salbei, die gleichzeitig die gereizten Schleimhäute besänftigen und die Entzündung lindern. Bei hartnäckigem Husten hilft auch das Inhalieren mit einer konzentrierten **Salzlösung**. Diese sogenannte Sole bekommen Sie in der Apotheke, ebenso wie Inhalationsgeräte mit einem entsprechenden Vernebler.

Anstelle des Inhalierens können Sie auch ein warmes **Erkältungsbad** nehmen. Als Badezusatz eignet sich dabei besonders Thymianöl, das eine krampflösende Wirkung hat.

Thymian-Badezusatz

Als Grundlage für das Badeöl dienen 50 Milliliter Mandel- oder Sonnenblumenöl, in das 10 Milliliter Thymianöl gegeben werden. Damit sich das Öl im Badewasser verteilen kann, gibt man noch 5 Gramm Lecithin hinzu. Für ein Vollbad benötigt man etwa 25 Milliliter Badezusatz.

Als wirksame schleimlösende Mittel haben sich auch **Heilkräutertees** mit Spitzwegerich, Thymian, Eibisch, Schlüsselblume oder Huflattich bewährt. Die folgenden Mischungen eignen sich gut, um das Abhusten zu fördern:

Schleimlösende Tees

- Mischung 1: vier Teile Spitzwegerich kraut, drei Teile Thymiankraut und ein Teil Schlüsselblumenwurzel
- Mischung 2: fünf Teile Süßholzwurzel, drei Teile Eibischwurzel, ein Teil Schlüsselblumenwurzel, ein Teil Anisfrüchte
- Mischung 3: zwei Teile Huflattichblätter und ein Teil Spitzwegerichkraut

Für den Tee werden zwei Teelöffel der jeweiligen Mischung mit einem Viertelliter heißem Wasser überbrüht. Anschließend läßt man den Tee eine halbe Stunde ziehen. Mit Honig gesüßt mehrmals täglich trinken.

Wenn der Schleim sich mit diesen Mitteln nicht verflüssigen läßt, können Sie ihm auch mit dem homöopathischen Kombinationspräparat Monapax® zu Leibe rücken, das als Tropfen oder Saft erhältlich ist. Sollte auch dies nicht helfen, greifen Sie ruhig zur „Chemie“ in Form von Acetylcystein, das Sie unter anderem als Brausetablette in der Apotheke bekommen.

Hustendämpfende Mittel

Grundsätzlich ist es nicht sinnvoll, den Hustenreiz zu unterdrücken, denn er ist notwendig, um den entstehenden Schleim aus den Atemwegen zu befördern. Geschieht dies nicht, besteht die Gefahr, daß sich der Schleim in den Bronchien und der Luftröhre ansammelt. Im harmlosesten Fall zögert dies lediglich die Heilung unnötig hinaus, es kann aber auch Komplikationen bis hin zur Lungenentzündung verursachen.

Wenn der quälende Hustenreiz jedoch starke Schmerzen im Hals verursacht oder verhindert, daß Sie nachts einschlafen, ist es durchaus sinnvoll, ihn auf ein erträgliches

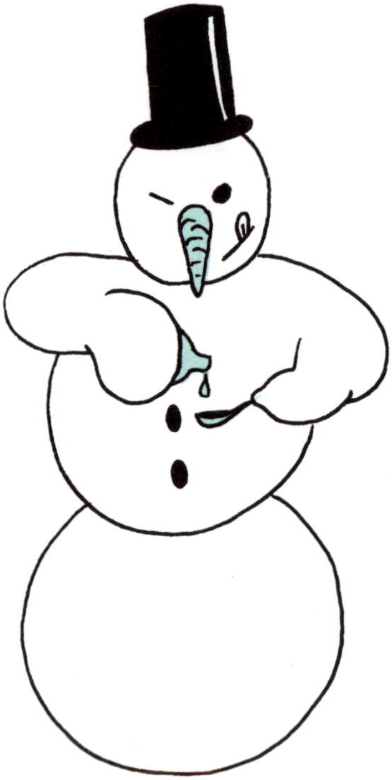

Maß zu dämpfen. Ein geeignetes Mittel dazu sind **Hustentropfen oder -säfte**. In der Apotheke gibt es viele Produkte mit den unterschiedlichsten hustendämpfenden Wirkstoffen. Oftmals enthalten sie jedoch Codein, eine morphiumverwandte Substanz. Codein schadet dem gesunden Menschen bei seltener Anwendung zwar in der Regel nicht, aber es sollte dennoch nicht leichtfertig eingesetzt werden, vor allem nicht bei Kindern. Meistens ist die

„Chemie-Keule“ auch gar nicht notwendig, denn oft helfen schon sanfte Mittel wie der Fenchel-Hustensaft, um die ersehnte Ruhe zu finden.

Fenchel-Hustensaft

Geben Sie 2 Eßlöffel zerdrückte Fenchelfrüchte in einen Viertelliter Wasser. Fügen Sie drei Teelöffel Korn hinzu und lassen Sie die Mischung zwei bis drei Stunden stehen. Anschließend gießen Sie die Mischung durch ein feines Sieb und kochen sie mit zwei Teelöffeln Honig auf. Zur Aufbewahrung wird die Mischung in ein verschließbares Gefäß gegeben. Bei Husten mehrmals täglich einen Teelöffel des Hustensafts einnehmen.

Gegen Reizhusten gibt es auch wirksame **Tees**, die besänftigende Heilkräuter wie beispielsweise Kamille, Spitzwegerich oder Thymian enthalten.

Hustendämpfender Tee

Vermengen Sie Spitzwegerich, Thymian und Kamillenblüten in gleichen Teilen. Zwei Teelöffel dieser Mischung mit einem Viertelliter kaltem Wasser ansetzen und aufkochen lassen. Mit Honig süßen und heiß trinken.

Wann zum Arzt?

Der Husten sollte sich nach etwa zwei Tagen lösen und wird dann erst einmal scheinbar „schlimmer“, da vermehrt abgehustet werden muß. Nach drei Tagen sollten Ihre Hustenbeschwerden jedoch deutlich geringer sein, sonst ist ein Arztbesuch angesagt. Der Arzt kann mittels Abhören feststellen, ob eine Bronchitis im Anzug ist.

Bronchitis

Eine akute Bronchitis entsteht meist wenige Tage nach dem Beginn einer Erkältung. Erstes Anzeichen ist in der Regel ein schmerzhafter Husten, der häufig von Fieber begleitet ist. In manchen Fällen kommen auch Atembeschwerden hinzu. Verursacht wird eine Bronchitis meistens dadurch, daß Erkältungsviren die Bronchialschleimhaut befallen und dort Entzündungen und eine verstärkte Schleimproduktion bewirken. Nur selten sind Bakterien die Auslöser.

Treten akute Bronchialerkrankungen zu häufig auf oder werden sie nicht komplett ausgeheilt, so kann sich daraus mit der Zeit eine chronische Bronchitis entwickeln. Diese äußert sich durch dieselben Symptome wie eine akute Bronchitis, kehrt aber immer häufiger zurück und kann schließlich zum Dauerhusten führen. Außerdem besteht durch die ständige Schwächung der Schleimhäute die Gefahr, daß sich eine bakterielle Lungenentzündung entwickelt. Eine chronische Bronchitis muß kontinuierlich von einem Arzt betreut werden.

Was kann ich dagegen tun?

Grundsätzlich gelten für eine Bronchitis dieselben Behandlungsmethoden wie bei gewöhnlichem Husten. Außerdem sind **Brustwickel mit Quark** bei einer Bronchitis wohltuend, denn sie wirken schleim- und krampflösend. Die mit der erhöhten Körpertemperatur einhergehenden Beschwerden lassen sich mit den unter dem Stichwort Fieber (siehe S. 88) genannten Mitteln lindern.

Speziell für die Kombination von Fieber und Husten gibt es **Heilkräutertees**, die die damit verbundenen Beschwerden lindern und das Immunsystem unterstützten.

Tee bei Husten und Fieber

Zwei Teile zerkleinerte Hagebutten, zwei Teile Lindenblüten, zwei Teile Spitzwegerichblätter, zwei Teile Huflattichblätter, zwei Teile Schachtelhalmkraut, ein Teil zerriebene Fenchelfrüchte, ein Teil Holunderblüten und ein Teil Thymiankraut vermischen. Einen Teelöffel davon mit einem Viertelliter Wasser überbrühen und 15 Minuten ziehen lassen. Nach Belieben mit Honig süßen.

Im Normalfall ist es bei einer akuten Bronchitis nicht erforderlich, Medikamente einzunehmen. In einigen Fällen kann allerdings eine medikamentöse Behandlung angebracht sein, um die Entstehung einer chronischen Bronchitis zu vermeiden.

Wann zum Arzt?

Grundsätzlich sollten Sie mit einer Bronchitis zum Arzt gehen, wenn die Beschwerden nach zwei bis drei Tagen nicht von selbst nachlassen, Atembeschwerden hinzukommen, Fieber über 39 Grad Celsius auftritt oder wenn Sie Blut husten. Ebenfalls sollten Sie Ihren Arzt konsultieren, wenn Sie mehr als einmal im Jahr an einer akuten Bronchitis erkranken.

Lungenentzündung

Bei einer Lungenentzündung gelangen Bakterien oder Viren in die Lunge und bewirken dort Entzündungen in den feinen Verästelungen. Dies macht sich durch einen trockenen, schmerzhaften Husten bemerkbar, bei dem eventuell auch Blut abgehustet wird. Außerdem treten rasselnde Atemgeräusche und Probleme beim Luftholen auf, die sich verstärken, wenn der Betroffene auf dem Rücken liegt. Unter Umständen färben sich die Lippen und Fingernägel blau. Eine Lungenentzündung kann begleitet sein von hohem Fieber, erhöhtem Pulsschlag und schnellem Atem.

Was kann ich dagegen tun?

Sie können nur eins tun, nämlich sofort zum Arzt gehen. Die Behandlung einer Lungenentzündung gehört immer in die Hände eines Fachmanns, der in der Regel Antibiotika verschreibt. In schweren Fällen muß eine Lungenentzündung sogar im Krankenhaus behandelt werden.

Unterstützen können Sie die medikamentöse Behandlung durch dieselben Mittel, die bei einer Bronchitis helfen. Als alleinige Maßnahme taugen sanfte Methoden bei einer Lungenentzündung aber auf keinen Fall.

Grippe

„Mich hat die Grippe erwischt" - diesen Satz hat wohl jeder schon einmal über die Lippen gebracht. Doch nur in wenigen Fällen ist damit tatsächlich die „echte" Grippe (Influenza) gemeint.

Während eine Erkältung zwar unangenehm und lästig ist, kann die echte Grippe schon ziemlich gefährlich werden. Die Beschwerden ähneln im großen und ganzen denen einer gewöhnlichen Erkältung, sind jedoch wesentlich ausgeprägter und fast immer mit plötzlich auftretendem hohen Fieber verbunden. Außerdem dauert es länger, bis die Grippe ausgeheilt ist. Für geschwächte Personen kann eine Infektion mit Influenza-Viren lebensbedrohlich sein, daher ist in diesem Fall eine rechtzeitige Schutzimpfung sinnvoll (siehe S. 76).

Was kann ich dagegen tun?

Grundsätzlich werden die Beschwerden einer Grippe mit denselben Mitteln gelindert wie bei einer gewöhnlichen Erkältung. Zusätzlich können Sie auch Mittel zur Stärkung des Immunsystems einnehmen (siehe S. 75), um die Genesung zu unterstützen. Nach dem Abklingen der Symptome ist der Körper noch einige Wochen lang sehr anfällig für Krankheiten, daher sollten Sie Ihr Immunsystem weiterhin unterstützen und sich in dieser Zeit schonen.

Wann zum Arzt?

Wenn die Beschwerden sich nach drei bis vier Tagen nicht bessern oder hohes Fieber hinzukommt.

Die Hausapotheke für den Winter

Diese Zusammenstellung gibt Ihnen einen Überblick über Medikamente, Heilkräuter, Öle und Teemischungen, die in diesem Buch zur Behandlung von Wintermelancholie und Erkältungen empfohlen werden. Mit einer solchen Hausapotheke sind Sie gut gerüstet und müssen nicht erst zur Apotheke laufen, wenn Sie sich krank fühlen.

Bei den Teemischungen und Gurgellösungen brauchen Sie selbstverständlich nur eine der angegebenen Mischungen vorrätig zu haben. Außerdem bleiben Heilkräuter ohnehin nur etwa ein Jahr lang frisch. Horten Sie also nicht zu große Vorräte und erneuern Sie sie spätestens im nächsten Winter.

Allgemeines

Fieberthermometer, Wollschal, mehrere Leinentücher, Plastikspritze, Rotlichtlampe

Öle

Eukalyptusöl
Heilpflanzenöl
Minzöl
(oder Franzbranntwein)
Pfefferminzöl

Fenchel-Hustensaft (S. 117)

Fenchelfrüchte,
Korn,
Honig

Gurgellösung bei Mandelentzündung (S.110)

Kamillenblüten,
Huflattichblätter,
Fenchelfrüchte,
getrocknete Heidelbeeren

Gurgellösung bei Halsschmerzen (S. 105)

Kamillenblüten, Salbeiblätter, Arnikablüten

oder Kamillenblüten, Salbeiblätter, Malvenblätter, getrocknete Heidelbeeren

oder Kamillenblüten, Fenchel, Malvenblätter, getrocknete Heidelbeeren

Homöopathische / naturheilkundliche Medikamente

Contramutan®/ Sinupret®/ Meditonsin®/ Monapax®
Echinacea-Präparat (Roter Sonnenhut),
Johanniskrautpräparat, Melissengeist,
Salbeibonbons, Salzpastillen,
Sole zum Inhalieren, Wund- und Heilsalbe

Tee bei Husten und Fieber (S.119)

zerkleinerte Hagebutten,
Lindenblüten, Spitzwegerichblätter,
Huflattichblätter, Schachtelhalmkraut,
zerriebene Fenchelfrüchte,
Holunderblüten, Thymiankraut

Schleimlösender Tee (S.115)

Spitzwegerichkraut, Thymiankraut,
Schlüsselblumenwurzel oder
Süßholzwurzel, Eibischwurzel, Schlüssel-
blumenwurzel, Anisfrüchte oder
Huflattichblätter, Spitzwegerichkraut

Hustendämpfender Tee (S. 117)

Spitzwegerich,
Quendel,
Kamillenblüten

Tee bei Schluckbeschwerden (S. 107)

Kamillenblüten,
Blutwurz,
Malvenblätter

Heilpflanzen

Holunderblüten
Kamillenblüten
Lindenblüten
Salbeiblätter

Thymian Badezusatz (S. 114)

50 ml Mandel- oder
Sonnenblumenöl,
5 g Lecithin
10 ml Thymianöl

Acetylsalicylsäure	Schmerzmittel, ursprünglich aus Weidenrindenextrakt
Adrenalin	Streßhormon, das die Herz-Kreislauf-Funktionen in Sekundenschnelle steigern kann, Nerven und Gehirn in einen Alarmzustand versetzt und Energiereserven mobilisiert
Akupressur	chinesische Heilmethode, ähnelt der Akupunktur, bei der mit den Fingern sanfter Druck auf bestimmte Punkte des Körpers ausgeübt wird
Antibiotika	Medikamente zur Behandlung von bakteriellen Infektionen
Antidepressiva	Medikamente zur Behandlung von Depressionen
Autoimmunerkrankung	Krankheit, bei der der Körper Abwehrstoffe gegen sich selbst produziert
axillar	unter der Achsel
Echinacea purpurea	Roter Sonnenhut, Heilpflanze mit abwehrstärkender Wirkung
Endorphine	Hormone, die ein starkes Glücksgefühl hervorrufen
Feuchthaltefaktoren	in Kosmetika und Pflegemitteln enthaltene Stoffe, die der Haut helfen, Feuchtigkeit zu speichern
Hormone	körpereigene Stoffe, die Vorgänge wie beispielsweise Stoffwechselabläufe, aber auch Emotionen steuern
Johanniskraut	Heilpflanze mit stimmungsaufhellender Wirkung
Lux	Maßeinheit für die Intensität von Licht
Melatonin	schlafförderndes Hormon, das die „innere Uhr" des Menschen reguliert
Neurotransmitter	Botenstoffe, die Nervenimpulse übertragen
O/W	Öl-in-Wasser-Emulsion, Creme mit hohem Wasseranteil und geringem Fettanteil
oral	im Mund / durch den Mund
Paracetamol	Schmerzmittel
rektal	im After
Reye-Syndrom	seltene, jedoch sehr schwere Leber-Hirn-Erkrankung, die vor allem bei Säuglingen und Kindern nach fieberhaften Infekten auftreten kann. Wird möglicherweise durch Acetylsalicylsäure ausgelöst.
Sekret	(flüssige) Absonderung, Schleim
Serotonin	Neurotransmitter, der Depressionen lindern kann
Sinusitis	Entzündung der Nasennebenhöhlen
Spurenelement	Nährstoff, den der Körper nur in sehr geringen Mengen benötigt
Streptokokken	eine Art von Bakterien, die beispielsweise Entzündungen der Mandeln oder des Rachens verursachen kann
Tryptophan	Eiweißbaustein, der im Körper zur Bildung von Serotonin benötigt wird
Viren	kleinste Krankheitserreger, die beispielsweise Schnupfen oder Grippe verursachen
W/O	Wasser-in-Öl-Emulsion, Creme mit hohem Fettanteil und geringem Wasseranteil